胃癌

听专家怎么说

柯重伟　王　鑫　主编
王会鹏　陈文杰

副主编　洪　亮　　蔡元坤　　殷庆章
编　者　陈　亮　　韩善亮　　郝　总　　何胜利
　　　　　何一颖　　洪润琪　　胡志庆　　李　亮
　　　　　马丽杰　　倪文凯　　齐　翀　　孙文善
　　　　　杨　菊　　叶　桃　　殷琛庆　　岳　莺
　　　　　赵加应

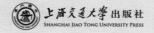

上海交通大学出版社
SHANGHAI JIAO TONG UNIVERSITY PRESS

内容提要

本书全面介绍了胃癌的防治知识，包括预防、诊断、手术治疗、化学治疗、中医治疗等，内容翔实，具有科学性、系统性、针对性、实践性、权威性等特点，对胃癌防治知识的普及，以及对患者与家属的指导有重要意义。

图书在版编目（CIP）数据

胃癌：听专家怎么说 / 柯重伟等主编. —上海：
上海交通大学出版社，2020
ISBN 978-7-313-22837-6

Ⅰ.①胃…　Ⅱ.①柯…　Ⅲ.①胃癌-防治-问题解答
Ⅳ.①R735.2-44

中国版本图书馆 CIP 数据核字（2019）第 301525 号

胃癌——听专家怎么说
WEIAI: TING ZHUANJIA ZENMESHUO

主　　编：	柯重伟　王　鑫　王会鹏　陈文杰			
出版发行：	上海交通大学出版社	地　　址：	上海市番禺路951号	
邮政编码：	200030	电　　话：	021-64071208	
印　　制：	上海锦佳印刷有限公司	经　　销：	全国新华书店	
开　　本：	880mm×1230mm　1/32	印　　张：	5.75	
字　　数：	132千字			
版　　次：	2020年4月第1版	印　　次：	2020年4月第1次印刷	
书　　号：	ISBN 978-7-313-22837-6			
定　　价：	39.00元			

前　言

　　《胃癌——听专家怎么说》选取医院门诊和病房以及社区群众最关心、最应了解、最常误解的胃癌方面的问题，以问答的形式，准确、简洁地叙述了有关胃癌的知识，包括对于胃癌患者，能做的有哪些，哪些治疗方法靠谱，哪些不靠谱。全书是对临床一线专家日常诊疗经验和咨询实践内容的凝炼，包括胃癌相关的基本常识，可能出现的症状，预防的建议；诊断胃癌的必备检查，正确就医的途径，诊疗模式和新的治疗方法；以及胃癌中医调养康复，手术后保健与护理，患者心理关怀等。

　　这本书是每个人都应知晓的"养生秘籍"，告诉大家诸如"哪些生活习惯与胃癌关系密切？哪些习惯能防癌？""幽门螺杆菌是什么？会传染吗？需要如何治疗？"等等；

　　这本书是专家深入浅出的"权威解读"，告诉大家诸如"胃癌的检查方法有哪些？如何正确选择？""胃癌微创治疗的概念是什么？什么是机器人手术？有哪些优点和缺点？"等等；

　　这本书是有关胃癌防治和康复的"实践指南"，告诉大家诸如"萎缩性胃炎多久做一次胃镜？""胃部 CT 检查，患者需要做什么准备？""胃癌术后如何调节饮食？有什么食物需要忌口？""家人如何应对胃癌患者的五个心理变化阶段"等等。

《胃癌——听专家怎么说》从未病先防、规范诊疗、身心结合等多个角度对胃癌进行了系统答疑，旨在让读者不再恐慌、不再盲从，帮助大家更好地了解胃癌的诊疗现状和局限，更好地理解医生的推荐和选择，更好地理解胃癌和热点新闻背后的科学逻辑。本书适合健康人群、胃癌患者及其家属参考阅读，尤其对胃癌患者针对具体病情选择正确的诊断和治疗方式大有裨益。

希望此书能普及胃癌科普知识，消除恐慌，帮助读者做出正确的选择。

目　　录

第二部分　胃癌的诊断

第三部分　胃癌的手术治疗

第四部分　胃癌的化学治疗

第五部分　胃癌的中医治疗

第六部分　胃癌的术后保健与护理

第七部分　胃癌患者心理关怀及抚慰

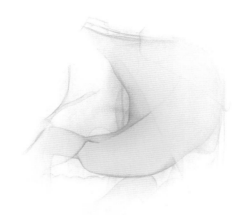

第一部分

胃癌的基础知识及预防

1 　胃可以消化食物，为什么不把自己给"消化"了？

胃是人体重要的消化器官之一，呈囊袋状，上端通过贲门与食管连接，下端通过幽门与十二指肠相延续，具有较大的伸展性。胃在人体的左上腹，但有一定的游离度，矮胖者位置较高，瘦长者位置较低，其位置如图 1-1 所示。人在饱食或空腹，站着或躺着时，胃的位置都不同。饱食后，胃通常会向左下方移动，胃最低点向下可达髂嵴水平。胃与胰腺、横结肠、左肾、左肾上腺及其系膜相邻，这些与胃相邻近的器官形成了"胃床"，共同保护胃组织。

胃分五部分：① 贲门部，为胃的入口，此处连接食管；② 胃底部，是胃的主要部分，位于贲门左上方；③ 胃体部，胃体积最大的部分，位于胃底和胃窦之间；④ 幽门部，为胃的出口，连接

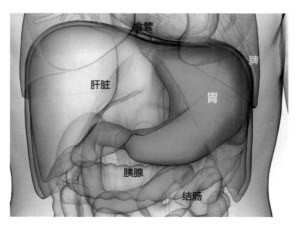

图 1-1　胃在身体内的位置

十二指肠；⑤ 胃窦部，越靠近出口越细，是与十二指肠相接的狭小部分，相当于"房间的走廊"。胃的结构如图 1-2 所示。

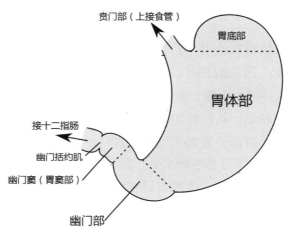

贲门部（上接食管）

胃底部

胃体部

接十二指肠

幽门括约肌

幽门窦（胃窦部）

幽门部

图 1-2　胃的结构图

胃壁从内到外分为四层：黏膜层、黏膜下层、肌层、浆膜层，这些层次结构与胃癌分期肿瘤浸润深度有关。胃壁各个层次结构的特点：① 黏膜层，通常胃癌都是由黏膜层长起来的；② 黏膜下层，在胃扩张或蠕动时起缓冲作用；③ 肌层：占据胃壁厚度的大部分；④ 浆膜层：胃的最外层。胃壁结构如图 1-3 所示。

食物的消化吸收离不开胃的"辛苦工作"。胃的贲门平时是闭着的，当接受食管食物刺激时，它便会慢慢松开；胃壁肌通过规律性的运动将食物研磨成细碎状，接着又通过与胃酸、内因子、蛋白酶等相互作用，将食物分解成更小的食糜及分子，再通过运动将食物送入十二指肠。

胃的黏膜表面可以产生黏液样物质，这些物质聚集在胃的黏膜形成一层保护膜，防止胃酸进入胃壁，对胃起保护作用。

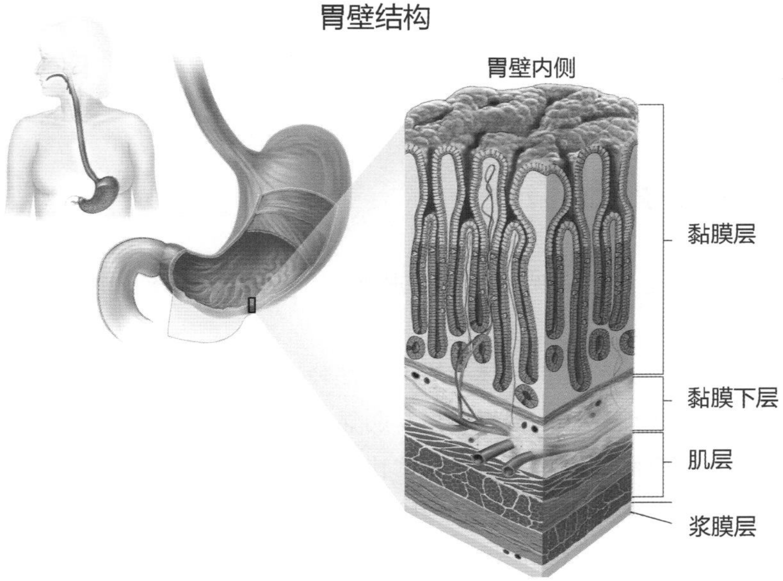

胃壁结构

胃壁内侧

黏膜层

黏膜下层

肌层

浆膜层

图1-3　胃壁的结构

2　胃的常见疾病有哪些？

胃在出现损伤后会进行修复，但是如果一直存在不良刺激，胃在反复修复过程中就有可能会犯错，如慢性增生形成息肉，异常增生形成恶性肿瘤等。

胃的常见疾病包括慢性胃炎、胃溃疡和胃肿瘤。

胃肿瘤性疾病包括良性肿瘤和恶性肿瘤。

良性肿瘤包括源于胃壁黏膜上皮组织的腺瘤或息肉样腺瘤，源于间叶组织的平滑肌瘤、神经纤维瘤、纤维瘤等，其中最常见的肿瘤为胃息肉。

恶性肿瘤包括源于上皮组织的胃癌、类癌，源于间叶组织的胃间质瘤、淋巴瘤。最常见的恶性肿瘤为胃癌。

③ 什么是胃癌？

胃癌是目前常见的消化道肿瘤之一，其发病率及病死率均较高。

胃癌是起源于胃黏膜上皮的恶性肿瘤，在我国各种恶性肿瘤中发病率居前五位，胃癌发病有明显的地域性差别，在我国的西北与东部沿海地区，胃癌发病率比南方地区明显要高。好发年龄在 50 岁以上，男女发病率之比为 2：1。由于饮食结构的改变、工作压力增大以及幽门螺杆菌的感染等原因，胃癌呈现年轻化倾向。胃癌可发生于胃的任何部位，其中半数以上发生于胃窦部，胃大弯、胃小弯及前后壁均可受累。绝大多数胃癌属于腺癌，早期无明显症状，或出现上腹不适、嗳气等非特异性症状，常与胃炎、胃溃疡等症状相似，易被忽略，目前我国胃癌的早期诊断率仍较低。胃癌的预后与胃癌的病理分期、部位、组织类型、生物学行为以及治疗措施有关。胃癌的发生是一个多因素、多阶段、多步骤的过程，慢性萎缩性胃炎、不完全性肠上皮化生以及非典型增生等病变被认为是引起胃恶性肿瘤的癌前疾病，减缓胃癌癌前疾病的进展可以降低胃癌的发生率。

胃癌的预后：胃癌严重危害我国人民群众的生命和健康。每 4 个因恶性肿瘤死亡的患者中就有 1 例胃癌患者。早期胃癌患者 90% 以上可以生存 5 年以上，而晚期患者不到 5% 的人能够生存 5 年。因此，早发现是提高患者生存率的关键。通过对高危人群的筛查，是发现早期胃癌的有效手段。

胃癌细胞的生长相对不受机体限制，同时会向周围组织浸润转移，有不同程度的异型性，分化程度越低，对机体的危害越大。胃癌细胞的无限制生长，可以造成机体衰竭，进而导致死亡。研究发现，胃癌发生是一个多阶段过程：炎性反应→萎缩→肠上皮化生→非典型增生→胃癌。

4　我国胃癌呈现什么特点？

胃癌在全世界范围是高发恶性肿瘤，预后相对较差。尽管40年来全球胃癌发病率有所下降，但是发病率仍然居世界第5位、病死率居第3位。超过70%的胃癌新发病例在发展中国家，约50%的病例在亚洲东部，主要集中在我国。我国是胃癌高发国家，发病和死亡例数均约占世界的50%。

在韩国、日本等胃癌高发国家，近年来胃癌发病率和病死率呈现不同程度的下降趋势。韩国、日本分别有57%和54%左右的患者能够生存5年以上。我国仅有约27.4%的患者能够生存5年以上。这个巨大的差别在于韩国、日本对待胃癌的策略就是实行全民"早发现、早治疗"。

5　胃癌在各个年龄段的分布情况如何？

胃癌的发病率在各个年龄段有显著的差异，<35岁处于较低水平，≥35岁快速上升，于80～84岁达到高峰，≥85岁有所

下降。城乡各个年龄段发病率变化趋势与全国发病情况相似，但是各个年龄段的发病率乡村普遍高于城市。

胃癌多见于中老年人，原因主要有以下几点：① 机体免疫功能减弱；② 癌症有一定潜伏期，这个过程时间较长，一般为 15～20 年，这样使得胃癌患者看起来年龄较大；③ 年龄大的患者接触致癌因素的机会较年轻人多，比如吸烟的年限越长，患癌的概率就越大；④ 中老年人的胃癌可能与慢性炎症有关。年轻人患癌的主要因素如图 1-4 所示。

年轻人胃癌发病率相对较低，但这几年有升高趋势。年轻胃癌患者女性高于男性，而老年患者则以男性为主。年轻患者症状不典型，容易忽视，早期诊断率低，恶性程度较高，病情进展较快，手术切除率低，预后较差，年轻患者多有胃癌的家族遗传史。

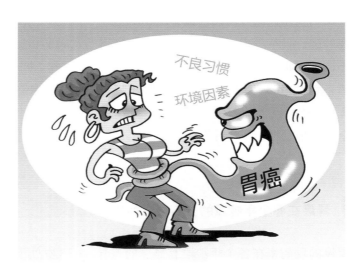

图 1-4　胃癌的主要致病因素（年轻人群）

6　哪些人是胃癌的高危人群?

胃癌的发病因素有：① 环境因素，在胃癌的高发区，人体对硒的摄入量明显低于低发区，说明环境、地理因素在胃癌病因中起着非常重要的作用；② 饮食因素，摄入过多的食盐、盐渍食品、熏制鱼、亚硝胺类化合物、发霉的食物等都与胃癌的发病有关；③ 遗传因素，胃癌患者亲属的胃癌发病率高出正常人 4 倍。

胃癌的高危人群：① 40 岁以上者，我国胃癌的发病人群以中老年为主；② 患有胃癌癌前病变，如慢性胃溃疡、萎缩性胃炎、胃部分切除术、胃息肉的人群；③ 家族有人患癌症者，家属胃癌发病率比正常人群高 4 倍；④ 长期酗酒及吸烟者；⑤ 幽门螺杆菌感染人群；⑥ 长期饮食习惯不良人群（包括生活习惯不规律，经常熬夜）；⑦ 工作精神压力大和抑郁人群；⑧ 从事特殊职业人群，如从事金属行业和长期接触除草剂、铅、硫酸以及石棉的人群（见图 1-5）。

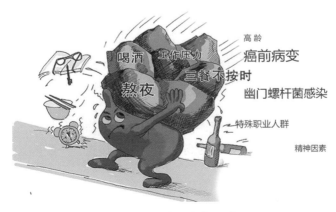

图 1-5　胃癌的高危人群

胃癌手术后需要定期进行复查，一般手术后 2 年左右复发的概率最高。复查时间安排：手术后 2 年内每 3～4 个月一次；第 3～5 年，每半年一次；5 年后，每年一次。复查的项目有：血液检测肿瘤指标、临床体检、胸部 X 线、B 超或电子计算机断层扫描（CT）检查，每年检查胃镜一次。

7 什么是胃癌的三级预防？

胃癌是可以预防的，胃癌的预防措施可分为三级。

（1）胃癌的一级预防：病因学预防，即针对已知致癌因素，通过科普宣教，纠正不良的生活习惯，尤其是饮食习惯，主要包括以下几点。

① 饮食预防：少吃烟熏、油炸、烘烤的食物；不吃霉变的食物；低盐饮食，多吃蔬菜、水果、蛋白质丰富的食物；避免进食粗糙的食物：如高粱等带有较硬的外壳，容易损伤消化道黏膜的食物；少抽烟，不饮烈性酒；多食牛奶及奶制品；食物要冷冻保鲜，有研究表明，胃癌的发病率与家庭电冰箱的应用呈负相关。

② 积极治疗癌前疾病。

③ 抗幽门螺杆菌治疗。

④ 补充微量元素。

（2）胃癌的二级预防：即提倡的早诊早治，早期发现、早期诊断、早期治疗。对胃癌的高危人群进行筛查，一经确诊应尽早争取综合治疗。

（3）胃癌的三级预防：目的是提高患者的生存率和生活质量。对早、中期患者积极施行根治性手术治疗，对某些中、晚期胃癌患者进行综合治疗，提高胃癌的生存率，采取措施防止患者复发，避免疾病进展。

8　药物能预防胃癌吗？

预防胃癌主要从避免长期不规律饮食和作息入手，药物可以治疗胃癌前病变，如：① 慢性萎缩性胃炎的药物治疗，可以降低癌变风险；② 抗幽门螺杆菌药物治疗。世界卫生组织已于1994 年将幽门螺杆菌列为胃癌的第一类致癌原，所以抗幽门螺杆菌治疗意义重大。

目前还没有针对胃癌的预防性疫苗，通过激活人体对肿瘤免疫反应，利用自身的免疫系统，达到消灭肿瘤的目的。目前胃癌的疫苗还在研究阶段，希望不久的将来能够应用于临床。

9　胃癌的高危因素有哪些？

胃癌的高危因素有：

（1）饮食因素。N-亚硝基化合物、高盐饮食、烟熏食物、霉变食物以及缺乏相关微量元素。饮食的结构和平衡，以及其他一些饮食因素与胃癌的关系，已受到越来越多的肿瘤研究工作者的重视。

（2）幽门螺杆菌。胃内幽门螺杆菌是胃癌发病的重要因素之一，已有足够的病理学和流行病学证据表明胃癌的发病是一个多病因、多阶段的连续过程。一般认为幽门螺杆菌感染主要作用于起始阶段，起到一个"启动子"的作用。

（3）慢性胃炎。胃癌与慢性胃炎尤其是萎缩性胃炎有密切的关系。

（4）烟酒因素的影响。研究显示，长期吸烟的人胃癌的发病率明显高于不吸烟的人。吸烟是引起胃癌的重要因素之一。长期的饮酒以及其他致胃癌因素具有协同和促进胃癌的作用。

（5）遗传因素。研究显示，遗传因素在胃癌中起着重要的作用。流行病学显示胃癌具有家族聚集现象，有肿瘤家族史者发病的危险较大。

（6）血型因素。一般认为，A 型血者患胃癌的危险性较其他血型者高。A 型血者患肠上皮化生和异型增生的概率比其他血型的人群高约 30%。

此外，胃癌的发生与环境、年龄、性别、内分泌等因素也有关。

10 胃癌与饮食有关吗？

在胃癌的病因中，饮食被认为是关系最为密切的（见图 1-6）。

（1）高盐饮食。胃癌与高盐饮食摄入量有关。高浓度的氯化钠能够直接破坏胃黏膜上皮，延长胃排空时间。高浓度盐可能引起癌前病变。高浓度盐通过刺激胃黏膜，导致壁细胞脱落，破坏胃黏膜屏障，引起胃炎，细胞反复增殖修复，最终导致胃癌的发生。但仅仅高盐并不致癌，高盐可能为辅助致癌因素。

（2）烟熏煎烤炸食品。此种食物会产生多环芳烃、硝基化合物等致癌物。

（3）不良饮食习惯。三餐不定时或者进食过快，暴饮暴食、

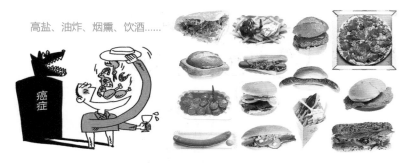

图 1-6 容易导致胃癌的食物

吃剩菜剩饭等，这些不良习惯使得胃黏膜反复损伤，降低胃黏膜的保护作用。

（4）饮酒。长期大量摄入高浓度酒精的人胃癌发生率会升高。

（5）总体营养水平较差。蛋白质、脂肪类食品进食较少，新鲜蔬菜、新鲜水果进食甚少。胃癌发生率会升高。

所以日常生活中我们需要饮食规律，定时定量。保持合理膳食，均衡营养，多吃新鲜蔬菜、水果以及富含纤维素的食物，避免摄入过多碳水化合物、糖类和饱和脂肪酸。

11 胃癌与微量元素的缺乏有关吗？

缺乏多种微量元素与胃癌的发生有一定关联，但其致病机理及元素间的相互作用关系尚不明确。目前，流行病学提示缺乏硒与胃癌的发生、发展有一定关系——缺硒是恶性肿瘤的主要相关因素之一。硒能促进淋巴细胞产生抗体，增强机体对疾病的抵抗力。但是补硒会不会预防肿瘤还没有定论（见图 1-7）。

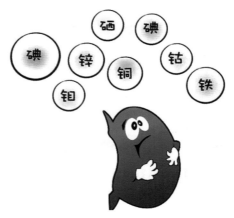

图 1-7　缺乏相关微量元素与胃癌的发生、发展有一定关联

12　胃癌与吸烟有关吗?

　　研究发现,吸烟是引起胃癌的主要因素之一(见图 1-8)。同时,吸烟与胃癌发生风险呈剂量相关性,吸烟时烟雾随着吞咽动作进入胃内。烟可以直接刺激胃黏膜,破坏胃黏膜屏障,从而

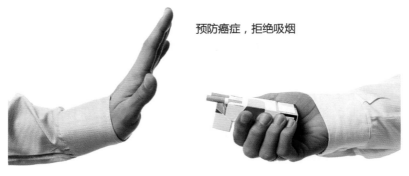

预防癌症,拒绝吸烟

图 1-8　预防癌症,拒绝吸烟

形成胃炎、胃溃疡，并延迟愈合；烟雾中含有尼古丁、二甲胺等物质，吸收入胃内后不能排出，由胃黏膜吸收，在胃酸的作用下合成致癌性极强的亚硝胺类化合物，引发 / 诱发胃癌。

13　胃癌与血型和性格有关吗？

研究表明，A 型血的人群患胃癌的比例要比其他血型的人群高 20%～30%，提示其与遗传是有关系的，但是发病机理目前还不清楚。

在性格与胃癌关系的分析中，凡事比较较真、完美主义者，对自己要求非常高，比较爱操心，遇事难以释怀者容易患胃癌，我们称之"癌症性格"。所以，要尽可能保持性格开朗、乐观。

14　哪些不良习惯与胃癌关系密切？

有七大不良习惯同胃癌有密切的关系：

（1）烟酒。烟酒对胃的刺激性较大，直接损伤胃黏膜，可以使得胃黏膜充血糜烂，甚至溃疡。

（2）精神压力较大。会使自主神经功能紊乱，胃液分泌失调，严重者可以导致胃溃疡。

（3）喜食辛辣、腌渍食物和烫食。可能由于这些食物的物理刺激作用，造成胃黏膜损伤，长时间刺激导致胃癌的发生。腌菜中含有大量硝酸盐和亚硝酸盐，在胃中产生一种强烈的致癌物质，直接损伤胃黏膜引起胃上皮增生，从而导致胃癌的发生。

（4）不卫生。主要应预防幽门螺杆菌感染，吃饭用自己的餐具，做到饭前洗手。

（5）细嚼慢咽。食物只有在口腔中充分咀嚼后，才能在胃中消化，大块的食物容易引起胃的不适。

（6）药物不良反应。要在医师的指导下用药，很多药物对胃黏膜有损伤作用。

（7）定期检查。消化系统的疾病有时从感受和症状是很难区分的。

15 胃癌的癌前病变和癌前疾病分别指的什么？

胃癌的癌前病变是一个病理学概念，包括肠上皮化生和非典型增生，它们本身不具备恶性特征，是从正常胃黏膜向胃癌转化过程中的一个重要阶段。

（1）肠上皮化生：胃黏膜肠上皮化生简称肠化生，指的是胃黏膜上皮转变为肠黏膜上皮的过程，长期肠上皮化生可以增加胃癌发生的危险性。

（2）非典型增生：胃黏膜上皮的非典型增生，主要是细胞的过度增生和偏离正常的分化，在结构和功能上部分地丧失了原组织的相似性。

临床上把非典型增生分为轻、中、重度，非典型增生容易发生癌变，癌变过程为正常胃黏膜→增生→非典型增生→原位癌→浸润癌，癌变率为 5%～10%。

癌前疾病指的是慢性萎缩性胃炎、胃溃疡、胃腺瘤、残胃等。癌前疾病的病理常有癌前病变的存在。

（1）萎缩性胃炎：胃癌的发生与萎缩性胃炎病史长短及严重程度有关。萎缩性胃炎发生时，胃黏膜功能和结构异常，胃内pH值升高，细菌量增加，特别是硝酸盐还原酶阳性细菌存在，可以合成致癌的硝基化合物，癌变率可达10%。

（2）胃溃疡：溃疡活动期胃黏膜反复发生糜烂，反复破坏和再生后可能发生癌变，癌变率低于3%。

（3）胃腺瘤：直径大于2 cm的胃腺瘤应尽早在内镜下切除治疗。

（4）残胃：一般发生在手术后10～20年内，残胃癌一般发生在吻合口胃侧，癌变率可达0.3%～10%。

16 胃癌前病变发生胃癌的概率有多大？

我们通过胃镜随访胃癌前病变与胃癌关系时发现：轻度异型增生的癌变率为2.53%，中度为4%～8%，重度为10%～83%。现按2级分级系统，低级别发展为胃癌的可能性为9%，高级别为74%。胃癌前病变应视为肠型胃癌早期诊断、早期防治的一个关键环节。

17 萎缩性胃炎会进展成胃癌吗？

胃癌的发生经历慢性非萎缩性胃炎到慢性萎缩性胃炎，再到肠化生或上皮内瘤变，最后发展成胃癌的漫长过程。萎缩性胃炎中只有极少一部分发展成胃癌（1%左右）

萎缩性胃炎是以进行性腺体破坏、萎缩，数量减少或消失为特征的一种慢性胃炎，胃黏膜正常上皮细胞被肠型上皮细胞所取代，即肠化生。肠上皮化生可分为轻度、中度、重度。中度以上肠上皮化生或上皮内瘤变与胃癌发生密切相关。

萎缩性胃炎患者 2 年内至少做一次胃镜。较为严重的萎缩性胃炎患者，可以根据情况 3 个月、6 个月、1 年复查，只要重视治疗，按时复查，萎缩性胃炎并不可怕。

18 肠上皮化生会变胃癌吗？

肠上皮化生是指慢性浅表性胃炎发展成慢性萎缩性胃炎时，胃黏膜上皮出现类似肠黏膜的细胞结构，使得正常胃黏膜的分泌功能变成了吸收功能。肠上皮化生不只出现在萎缩性胃炎中，各种慢性胃病患者中都可以出现肠上皮化生的病理改变。

科学假说认为，肠上皮化生的胃黏膜具有了原来不具备的吸收功能，不断地吸收有害物质，但又不能像正常的肠黏膜一样清除有害物质，时间久了，最后发生癌变。但是肠上皮化生发展成胃癌是要经历漫长的过程的。癌旁组织不完全大肠型化生与肠型胃癌发生的关系已被多数研究所证实，慢性胃病伴有不完全大肠型肠上皮化生有发生癌变可能。我们早期发现，及时干预，可以有效地预防胃癌。

19 胃镜报告中的异型增生是什么？

异型增生是由慢性萎缩性胃炎发展而来，是比肠化生更为严重的一种病理特性。世界卫生组织（WHO）将异型增生亦称作上皮内瘤变，是指胃黏膜上皮和腺体偏离正常的分化，在形态和结构上表现为异常的增生，包括细胞大小、形态、排列异常，黏液分泌减少，细胞核、细胞质比例减少等。胃上皮异型增生不仅是肿瘤的前期病变，而且提示胃黏膜其他部位发生腺癌的风险提高。胃上皮异型增生在西方国家的患病率约为0.5%～3.75%，而在胃癌高发地区，如中国和日本，胃上皮异型增生可高达9%～20%。这可能与幽门螺杆菌感染率和种族之间不同的基因背景有关。根据细胞结构异型性，把胃上皮异型增生分为低级别和高级别。低级别异型增生指腺体结构异型性轻微，细胞呈轻中度异型性，异型增生细胞累及小凹及表面上皮，异型腺体与正常腺体分界截然。高级别异型增生可见腺体结构异型性，细胞异型性比低级别异型显著，可见病理性核分裂。

目前认为，异型增生是癌变的主要致病因素。低级别异型增生发展为胃癌的概率较低，需要时间长；高级别异型增生恶变概率高，进展较快，同时常提示其他部位有癌变的可能。

20　胃镜报告中的高、低级别上皮内瘤变是什么？

上皮内瘤变指的是胃黏膜上皮细胞排列紊乱，失去正常细胞的极性，细胞分裂活性增加，核深染，分为低级别和高级别。低级别上皮内瘤变指的是轻、中度非典型增生，高级别上皮内瘤变指的是重度非典型增生。对于这一结果需要引起重视，病变可进一步发展为肠型胃癌，需要结合临床症状，由医生综合判断，密切观察、合理治疗。

轻度、中度非典型增生需要胃镜密切随访，一般为 6～12 个月胃镜随访一次；重度非典型增生需要进行内镜下治疗或是外科根治性手术治疗。

21 残胃癌与复发性胃癌有何不同？

残胃指的是进行过胃部分切除手术后剩下的胃，被视为一种癌前疾病，残胃黏膜癌变等同于发生原发性胃癌，其发生复杂，受多种因素影响，又有其特殊性。

残胃癌是良性胃、十二指肠疾病行胃大部切除手术后 5 年以上而被确诊的疾病，良性胃、十二指肠疾病包括胃、十二指肠溃疡及溃疡穿孔、良性息肉等；胃癌术后患者 10 年以上，在残胃出现的癌，也是残胃癌。良性胃溃疡手术治疗 5 年后，残胃可能会发生腺癌改变。幽门螺杆菌感染是引起残胃癌变的重要因素之一。残胃黏膜感染幽门螺杆菌后在慢性炎症基础上发生萎缩、化生、异性增生等序列演变，最终发展为残胃癌。在残胃患者中根除幽门螺杆菌至关重要。

复发性胃癌指的是胃癌手术后 5 年内的患者。研究发现，胃癌的 Borrmann 分型、临床分期及组织学类型与复发密切相关，恶性程度越高的胃癌患者胃切除术后残胃再发癌的发生概率越高，尽管原发癌已经手术切除，但是仍然存在胃癌发生、发展的因素，这些因素决定了癌变的生物学行为，增加了癌变再次发生的概率。复发还与胃癌首次手术未能彻底切除瘤体及清扫淋巴结有关，与多灶性胃癌有关。5 年后的胃癌多是残胃癌，复发性胃癌预后差于残胃癌，因此要求患者良性疾病行胃大部切除术的 5 年后行胃镜检查，以后每年一次；对于胃癌术后患者应每隔 3～6 个月行胃镜检查，争取早期诊断，早期治疗。

22 胃癌会遗传吗？

研究发现，胃癌有明显的家族聚集倾向，有胃癌家族史的人患胃癌的概率比普通人高 4 倍。

胃癌患者亲属有下列情况的需要定期检查：40 岁以上男性；喜欢高盐、腌制、烟熏等重口味的人；有过胃部疾病的人，如胃手术后，伴有胃癌前疾病；是胃癌患者的一级亲属，如父母得过胃癌的。

23 胃溃疡会癌变吗？

我国胃溃疡病变专题组在对 3 441 例良性胃溃疡统计发现，有 1.96% 的胃溃疡会发生癌变。胃溃疡病变的机理并不是溃疡本身发生癌变，而是溃疡周围的黏膜组织受到炎症的反复刺激作用而发生肠上皮化生与癌变。减少胃溃疡的发生和复发，及时治疗胃溃疡，可以降低其癌变率。35 岁以下的胃溃疡患者经过治疗后，胃镜复查证实痊愈者，发生癌变的概率较低，建议治愈后 1 年复查胃镜。35 岁以上胃溃疡病人治愈后，最好 1～2 年复查胃镜 1 次。有些患者胃溃疡周围有明显肠化生或异型增生，溃疡愈合后需要每年复查 1 次，定期随访。

胃溃疡患者在饮食上需要按时餐饮、避免暴饮暴食，少食辛辣、腌制、熏烤食物，多食蔬菜、水果、大蒜，避免吸烟、喝酒。

24 胃癌会传染吗？

医学专家认为胃癌不能直接传染，但是一些导致胃癌的细菌是可以直接传染的。幽门螺杆菌会引起胃炎和消化道溃疡，经口传播的细菌把胃癌变成一种"传染性"疾病。共餐、不注意饮食卫生以及不规律的生活都是胃癌的罪魁祸首。

25 早期胃癌与进展期胃癌有什么区别？

早期胃癌指的是癌组织位于黏膜层及黏膜下层者，早期胃癌的严重程度与癌组织面积大小和是否有淋巴结转移无关。早期胃癌分为 3 个亚型：Ⅰ型（隆起型），肿瘤从胃黏膜表面隆起超过 0.5 cm。Ⅱ型（浅表型），① 浅表隆起型：隆起高度不超过 0.5 cm；② 表面平坦型：无明显隆起或凹陷；③ 浅表凹陷型：凹陷深度不超过 0.5 cm，病灶周围胃小沟破坏。Ⅲ型（凹陷型），肿瘤从胃黏膜表面凹陷超过 0.5 cm。早期胃癌患者往往临床症状不明显，部分患者可有上腹部不适、饱胀等症状。消化道内镜的应用可以提高早期胃癌的诊断率。

进展期胃癌指的是癌组织位于黏膜下层，侵袭肌层或是穿过肌层累及浆膜层者。进展期胃癌在形态学上分为四种类型，如息肉型（Ⅰ型）、溃疡型（Ⅱ型）、浸润型（Ⅲ型）及弥漫浸润型（Ⅳ型）。按组织学分为两类：一为普通类型：乳头状腺癌，癌细胞形成乳头结构；管状腺癌，癌细胞组成大小不等的腺腔，包括中分化、高分化和低分化腺癌，癌细胞大多形成条索或团块状，细胞核偏位，腺癌细胞产生大量黏液，又称作黏液癌，即印戒细胞癌。二为特殊类型：未分化癌，恶性程度高，此外还有鳞状细胞癌、腺鳞癌等。根据恶性程度分为4级：一级有明显分化，二、三级分化居中，四级分化最差。

早期胃癌，由于发现得较早，预后较好，5年生存率为96.2%～97.1%；进展期胃癌经过一系列治疗后，5年生存率还是低于30%。

26 如何早期发现胃癌？

约2/3的胃癌在早期可出现上腹痛症状，约1/4的患者疼痛规律类似消化性溃疡，大多数患者表现为餐后腹痛，无间歇性，且不能用食物或制酸剂获得缓解。

患者会出现食欲不振、消瘦、乏力，若伴有上腹痛，且能排除肝炎的话，则更应引起重视。胃癌与肝炎的区别是：肝炎除有食欲不振、厌油腻外，还常有黄疸、浓茶样尿，检查可发现转氨酶升高等。不少胃癌患者由于进食减少而导致乏力、消瘦。患者大便潜血阳性，黑便和呕血，这些都是胃出血的征象，在胃癌早期即可出现。

胃癌患者的具体症状有：上腹饱胀不适，恶心，呕吐。胃贲门部癌肿开始时可感进食不通畅，继之发展为吞咽困难和食物反流。若癌肿位于胃幽门部时，恶心最明显，进一步发展可出现幽门梗阻，表现为呕吐隔夜食物。

其他胃癌的早期表现有：对食物的喜好突然改变；不明原因的腹泻、便秘或下腹不适；偶有上腹不适时，用手扪压上腹可有深压痛及轻度肌肉紧张感。

无论出现了上述胃癌的一个或数个早期信号，尤其是中年以上的男性无胃病史者，应尽快去医院消化科做有关检查。此外，有约 1/3 的胃癌在早期无任何自觉症状，要想早期发现胃癌，只有依靠普查。因此，在胃癌流行区，凡年龄在 40 岁以上，有慢性胃病史（慢性胃炎或胃溃疡），或近期出现消化不良症状，或已施行胃手术 10 年以上者，均应定期做胃镜检查。

27 胃癌是怎样实现远处转移的？

胃癌有多种转移方式：① 腹腔转移是最常见的形式，胃癌患者发现症状时有 1/4 患者出现了腹膜种植转移，腹膜种植指的是胃癌原发灶浸润胃浆膜后，癌细胞以剥落物的形式扩散到腹膜，种植在腹壁及盆腔；② 淋巴结转移：胃癌细胞通过淋巴传播途径侵袭远处淋巴结；③ 血道转移：胃癌肝转移以血行扩散形式发生，门静脉是其主要的侵袭管道，其次是肺、骨及脑；④ 种植性转移：女性卵巢也是胃癌的转移位点，又称为库肯勃（Krukenberg）瘤。胃癌也可以直接扩散到邻近的组织及器官。

胃癌的扩散转移方式，互相之间是不能截然分开的，对某一个患者可能以一种转移方式为主。

28　胃癌最容易转移到哪些脏器？

胃癌的转移途径以淋巴转移、血道转移、腹腔转移为主，胃癌最容易转移到肝、肺，其次还可以转移到脑、输尿管、卵巢和骨。

胃癌肝转移约占胃癌组织转移的38%，是胃癌最易转移的部位。胃癌肺转移的发生率仅次于肝转移。胃癌脑转移是非常少见的转移，常常被忽略。输尿管的转移也非常少。胃癌的卵巢转移，又叫库肯勃瘤，往往表示肿瘤的分期已经是晚期，预后较差。

29　胃癌转移到卵巢有什么症状？

胃癌是可以转移到卵巢的。胃癌合并卵巢转移临床上并不少见，同样是导致女性胃癌患者治疗失败的主要原因之一。主要转移途径有三种：① 淋巴道转移，卵巢转移的患者多见于40～50岁的绝经前妇女，最可能的发病机制是胃癌的逆淋巴转移；② 种植转移，胃癌细胞脱落至腹腔或是腹膜胃下方的卵巢，形成卵巢种植性转移；③ 血行转移，临床研究发现，胃癌卵巢转移患者年龄较原发性卵巢癌为轻，多见于绝经前妇女，主要原因可能是功能活跃、血运丰富的卵巢更适合转移瘤生长，也有研究发现雌激素受体阳性患者更容易发生卵巢转移。

患者常以腹痛、腹胀、腹部肿块及腹水就诊。治疗则以根治原发肿瘤和转移肿瘤为主，辅助化疗、放疗、内分泌治疗等。卵巢转移患者预后不良，通过根治性手术可以提高生存率。

30 幽门螺杆菌会增加患胃癌的风险吗？

幽门螺杆菌也叫幽门螺旋菌，英文名 Helicobacterpylori，简称 Hp，是革兰氏阴性、微需氧的细菌，生存于胃部及十二指肠的各区域。它会引起胃黏膜轻微的慢性发炎，甚至导致胃及十二指肠溃疡与胃癌。幽门螺杆菌由巴里·J. 马歇尔（Barry J. Marshall）和 J. 罗宾·沃伦（J. Robin Warren）两人发现，是一种单极、多鞭毛、末端钝圆、螺旋形弯曲的细菌，长 2.5～4.0 μm，宽 0.5～1.0 μm。幽门螺杆菌是微需氧菌，环境氧要求 5%～8%，在大气或绝对厌氧环境下不能生长。

医学家们认为，彻底消灭幽门螺杆菌并非难事，90% 的细菌感染者经过 1～2 周治疗后，体内的幽门螺杆菌往往能被消灭殆尽。专家建议，应当进行全民普查，至少应该对接受过胃部手术、有过胃病或亲属中有过胃癌的人进行幽门螺杆菌的检查，并对感染者进行杀菌治疗，从而有效控制胃癌。

幽门螺杆菌与慢性胃炎、消化性溃疡的关系及致病机理越来越明确，幽门螺杆菌与胃癌关系的研究是热点中的重点。世界卫生组织已经将幽门螺杆菌列为一级致癌因子，幽门螺杆菌与胃癌的研究也备受关注。

31 幽门螺杆菌会传染吗？

幽门螺杆菌传染性强，人是其唯一的传染源。主要的传染源可能来自父母、兄弟姐妹。传播途径通常为口—口、粪—口途径，亲密接触或摄入被污染的食物和水，甚至胃镜检查都有可能传染。随着对幽门螺杆菌认识的深入，应该加强防病意识，早期有效地阻断传播途径，及时、正确地检测和治疗。

32 呼气试验可以代替胃镜检查吗？

世界卫生组织国际癌症研究会已将幽门螺杆菌定为一级或明确的人类致癌因子。及时地检出幽门螺杆菌和采用正确的治疗至关重要，有多种检查幽门螺杆菌的方法，非侵入性方法中的呼气试验诊断幽门螺杆菌感染具有较高的特异性和灵敏度。

呼气试验是通过分析呼气中 C14 标记的 CO_2 的含量来检查幽门螺杆菌。呼气试验是一种无创、快速、有效的检测方法，采用呼气试验可以较早发现潜在的疾病，为临床提供有力的证据，但它不能代替胃镜检查。呼气试验可以作为早期胃癌筛查的依据之一。

33 感染幽门螺杆菌如何治疗？

（1）幽门螺杆菌治疗三联疗法：

① 质子泵抑制剂 +2 种抗生素；

② 雷贝拉唑（PPI）+ 克拉霉素 + 甲硝唑 / 阿莫西林。

治疗 4～6 周后可检测幽门螺杆菌的根除情况。标准的三联疗法是克拉霉素耐药较低地区首选的治疗方法。由于幽门螺杆菌耐药的特性，越来越多的患者在接受治疗后不能根除幽门螺杆菌。

（2）幽门螺杆菌治疗四联疗法：三联疗法＋胃黏膜保护剂（铋剂）。

疗程为 10 天或 14 天。疗程结束后停用 PPI 至少 4 周，停用抗生素至少 2 周后检测幽门螺杆菌根治情况。含铋四联疗法近年来作为一线治疗方法取得了较好的疗效，也可以用作补救治疗方案，特别适用于对克拉霉素耐药的患者。

治疗幽门螺杆菌能够降低胃癌的发生率。幽门螺杆菌是慢性胃炎和消化性溃疡的主要致病因素，与胃腺癌及黏膜相关淋巴组织淋巴瘤等疾病的发生有密切的关系，是胃癌发生的重要原因，目前研究发现根除幽门螺杆菌后胃癌的发生可以延迟且复发率降低。

34 唾液能检查幽门螺杆菌吗？

唾液检测法作为非侵入性、无创伤手段，不用借助胃镜，简单、快捷、可靠、无放射性，同时可以准确地反映口腔及食管中幽门螺杆菌感染的情况，逐渐在临床中推广应用。

唾液检测法适宜各年龄段人群，尤其是老人、儿童和孕妇，也可以用作大面积人群的普查，甚至用于判断幽门螺杆菌疾病是否治愈的工具。

35 胃类癌也是胃癌吗？

胃类癌是原发于胃黏膜嗜银细胞的恶性肿瘤，生长缓慢，属于恶性程度低的恶性肿瘤，可表现出不同的组织化学和临床特征，属于神经内分泌肿瘤。分泌的生物活性物质有：5-羟色胺、组织胺、神经降压素、胰多肽、血管活性肠肽、缓激肽等。主要临床表现为上腹部不适、贫血、体重下降、消化道出血、恶心、呕吐等不适症状。部分患者可有类癌综合征：面色潮红、哮喘发作、腹泻、心悸。我们把胃类癌分为三型：Ⅰ型，伴有慢性胃炎，多发，分化良好，与慢性萎缩性胃炎相似，大约占65%，肿瘤主要位于胃底、胃体，恶性程度较低，常可内镜下摘除；Ⅱ型，与 Zollinger-Elison 综合征有关，侵袭较为少见，用生长抑素类似物治疗有效；Ⅲ型，单发胃类癌，经常发生侵袭和转移。

胃类癌也是胃部的恶性肿瘤，与胃癌相比，恶性程度相对较低。研究认为，胃类癌的发病率很低，占全部类癌的 2% 左右，在胃肠道肿瘤中小于 1%。近年胃类癌的发病率在逐年上升，目前胃类癌占全身类癌的比例已上升到 5%。

36　什么是胃 GIST？

胃 GIST（胃肠间质瘤）是胃肠道最常见的间叶性肿瘤。最常发生于胃，其次是小肠、大肠，消化道其他部位较少见。

胃肠间质瘤和胃癌的区别在于：① 起源不同，胃肠间质瘤起源于间叶组织，胃癌起源于上皮细胞；② 胃肠间质瘤是一种潜在的恶性肿瘤，也就是说胃肠间质瘤有良性也有恶性的，而胃癌都是恶性的；③ 由于胃肠间质瘤的特殊生理特性和结构，使得恶性的胃肠间质瘤手术效果差，胃肠间质瘤的假囊很脆，在手术过程中肿瘤容易破溃转移，"凶狠"程度有时候比胃癌更厉害；④ 胃肠间质瘤相比胃癌，对传统的化疗方式不敏感，常常使得患者不仅浪费金钱，还损伤身体。并且，间质瘤自身的特性决定其手术或腔镜治疗的适应证同胃癌相区别。新版诊疗共识关于腹腔镜手术的描述为"腹腔镜手术容易引起肿瘤破裂和导致腹膜种植，不推荐常规应用"。

腹腔镜治疗胃肠间质瘤的适应证：① 瘤体包膜完整，无破溃，无脏器侵犯，腹腔粘连较轻；② 瘤体直径 ≤ 5 cm；③ 瘤体部位容易切除，直径 < 10 cm；④ 手术医生具备丰富的腹腔镜操作经验。

 37 **胃息肉会癌变么**？

胃息肉在一定条件下具有癌变的可能，因此需要明确诊断，积极治疗。胃息肉是胃黏膜上皮向胃腔内生长的乳头状局限性隆起病变，属于良性肿瘤，分炎性息肉和腺瘤性息肉两种。① 炎性息肉约占 80%，直径多 < 2 cm，癌变率低，但是此类病变的胃黏膜常常伴有萎缩、肠上皮化生、异常增生，应该重视；② 腺瘤性息肉，特别是 > 2 cm 的广基息肉，癌变率较高，病理上常常分为管状、管绒毛状和绒毛状腺瘤。

胃镜检查的普及，使得胃息肉检出率提高。临床常根据胃息肉活检结果将其分为增生性息肉、炎性息肉、胃底腺息肉等。胃息肉的发病随年龄的增加而增多，在 40 岁以后尤其明显。根据患者息肉大小情况及蒂部解剖结构可以选择不同的治疗方法，包括高频电凝电切、氩离子凝固术、内镜下黏膜切除术。胃息肉患者多为老年人且多为单发、直径较小，在胃底常见，因此目前常用的胃内镜下胃息肉切除是安全有效的，值得推广应用。研究发现息肉患者有一定的复发可能性，需要随访治疗。

38 什么是胃淋巴瘤？

淋巴瘤按发生部位不同，分为淋巴结内淋巴瘤和淋巴结外淋巴瘤。近 40% 的淋巴瘤发生于淋巴结外，胃肠道是其最好发的部位，发生概率约占淋巴结外淋巴瘤的 50%。

胃淋巴瘤又可分为原发性和继发性两种，前者指原发于胃壁内黏膜下淋巴滤泡的恶性肿瘤，占胃癌以外胃部恶性肿瘤的 70%～80%，后者指全身淋巴系统恶性肿瘤累及胃部。其中又以原发多见，绝大多数为非霍奇金淋巴瘤（NHL）。

胃的淋巴瘤按形态可分为溃疡型、浸润型、结节型、息肉型、混合型 5 种。低度恶性淋巴瘤患者常常有消化不良、恶心、呕吐等全身不适症状。胃镜常见单个或多发息肉样结节，表面有溃疡，溃疡边缘形成大皱襞，单个或多发圆形充盈缺损，呈"鹅卵石"样，伴胃壁增厚、僵硬。

原发性胃淋巴瘤临床诊断的依据：① 浅表淋巴结无肿大；② 纵隔淋巴结无肿大；③ 白细胞计数和分类正常；④ 肝脾无异常；⑤ 病变以胃为主，可发生局部淋巴结转移。如果不满足上述条件，则是继发性胃淋巴瘤，即全身淋巴瘤的一部分。原发性胃淋巴瘤术前检查可通过内镜和影像学检查。

随着超声内镜的使用，通过胃表浅淋巴结可以准确地判断病变浸润的深度及淋巴结转移的情况。原发性胃淋巴结起源于黏膜下层，通过内镜下活检确诊率较低（29.6%～56.4%）。采用多点活检、圈套活检等方法，使得原发性胃淋巴瘤术前诊断准确性大大提高。明确原发性胃淋巴瘤病理分型对原发性胃淋巴瘤治疗方案的选择至关重要。

不同病理类型的原发性胃淋巴瘤的生物学特点、治疗方法及预后有较大差别，明确病理诊断对于原发性胃淋巴瘤治疗方案的选择至关重要。幽门螺杆菌阳性早期，胃黏膜相关淋巴组织可以首选抗幽门螺杆菌治疗，症状严重及有并发症的患者可以联合化疗，其他类型的原发性胃淋巴瘤患者以放疗、化疗作为主要的治疗方法，原发性胃淋巴瘤同淋巴结内淋巴瘤发病机制的不同及手术治疗在原发性胃淋巴瘤中的作用、抗幽门螺杆菌治疗对于其他类型的原发性胃淋巴瘤的治疗效果还需要进一步研究。

参考文献

[1] 诸葛勇华.复发性胃癌患者再手术的治疗价值［J］.中华医学杂志，2010，90（3）：1184-1185.

[2] 林晓东.唾液幽门螺杆菌检测在诊断消化内科疾病中的应用价值研究［J］.当代医药论丛，2014，12（19）：60-61.

[3] 中华人民共和国国家卫生和计划生育委员会.胃癌规范化诊疗指南（试行）［J］.中国医学前沿杂志，2013，5（8）：56-63.

[4] 熊红兵，吴兴明，肖然，等.胃癌和胃幽门螺杆菌的相关性研究分析［J］.中国医药科学，2017，7（17）：227-229+236.

[5] 邢志芳，吕攀攀.幽门螺杆菌与胃癌致病机制及治疗方案相关性的研究进展［J］.检验医学与临床，2017，14（20）：3126-3128.

[6] 中华医学会消化内镜学分会.中国早期胃癌筛查及内镜诊治共识意见［J］.中华消化杂志，2014，34（7）：433-446.

[7] 杨昆.胃溃疡会癌变吗［J］.家庭医学，2010（4）：29.

[8] 刘雅娟.肿瘤会传染吗［J］.养生月刊，2014（2）：184.

[9] 高冬霞.胃肠道间质瘤［J］.诊断病理学杂志，2002，9（5）：299-301.

[10] 涂敏，朱振舒，时林森，等.胃癌转移淋巴结评估手段的研究现状及远景［J］.中华胃肠外科杂志，2012，15（2）：197-200.

[11] 陈峻青，王舒宝，邢承忠，等.残胃癌与残胃再发癌的临床病理特点［J］.中华外科杂志，2000，38（9）：674-676.

[12] 陈红兵，王生祥，王吉胜，等.胃癌术后局部复发原因分析及预防［C］.学术会议，2012.

[13] 余新辉.吃什么远离胃癌［J］.现代食品，2016（20）：43-44.

[14] 王健生，李长锋，张宝刚.112例慢性萎缩性胃炎胃镜与病理诊断的相关性研究［J］.中国实验诊断学，2011，15（8）：1373-1374.

[15] 杨柳.胃癌与微量元素相关性研究进展简述［J］.中国中医药现代远程教育，2010，8（20）：177.

[16] 许李莉.胃癌与饮食的关系论述［J］.产业与科技论坛，2011（11）：94-95.

[17] 左婷婷，郑荣寿，曾红梅，等.中国胃癌流行病学现状［J］.中国肿瘤临床，2017，44（1）：52-58.

[18] 孙秀娣，牧人，周有尚，等.中国胃癌病死率20年变化情况分析及其发展趋势预测［J］.中华肿瘤杂志，2004，26（1）：4-9.

[19] 汪荷，黄津芳，赵鸿雁，等.健康体检人群幽门螺杆菌感染状况调查［J］.中国卫生统计，2012，29（5）：734.

[20] 丁玉珠.推荐新的检测幽门螺杆菌方法—唾液（HPS）与C14尿素呼气试验结果分析探讨［J］.中国现代药物应用，2010，4（17）：210-211.

[21] 邢志芳，吕攀攀.幽门螺杆菌与胃癌致病机制及治疗方案相关性的研究进展［J］.检验医学与临床，2017，14（20）：3126-3128.

[22] 林晓东.唾液幽门螺杆菌检测在诊断消化内科疾病中的应用价值研究［J］.当代医药论丛，2014（19）：60-61.

[23] 徐贝贝，李春辉.胃类癌发生机制的研究进展［J］.承德医学院学报，2010，27（2）：203-206.

[24] 高冬霞，廖松林.胃肠道间质瘤［J］.诊断病理学杂志，2002，9（5）：299-301.

[25] 李晓芳，徐俊荣，牛健.不同类型胃息肉临床病理特征及术后复发危

险因素分析［J］.胃肠病学和肝病学杂志，2016，25（10）：1156-1160.

［26］ 郑恩典，王英，余颖聪，等.胃息肉与幽门螺杆菌感染关系研究［J］.中国微生态学杂志，2013，25（10）：1145-1148.

［27］ 张子臻，倪醒之.原发性胃淋巴瘤病理分型及治疗进展［J］.中国实用外科杂志，2010（12）：1078-1080.

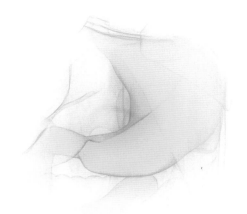

第二部分

胃癌的诊断

1 胃癌患者有哪些症状?

胃癌的发展阶段、部位及个体不同,患者表现出的症状也往往不同。80%以上患者的早期症状为上腹部疼痛;约 1/3 患者出现胃部闷胀、上腹不适、食欲不振、消化不良,伴有反酸;1/3 的患者虽没有明显消化系统症状,但可能出现不明原因的体重减轻、消瘦和疲倦无力;由于患者可表现为反酸、烧心、恶心、呕吐、嗳气或黑便等症状,这些症状大多无特异性,在其他消化道疾病中也可出现,难以在疾病的早期引起患者足够的重视。随着肿瘤进展至中晚期,患者可能出现贫血、消瘦、营养不良等恶病质表现,也有患者会因肿瘤出血引起呕血、黑便,或者肿瘤穿孔引起腹部弥漫性剧痛等,如肿瘤侵犯胰腺被膜,可出现腰背部放射性的持续疼痛;如肿瘤溃疡穿孔则可引起剧烈疼痛甚至腹肌紧张等腹膜刺激征象;肿瘤发生肝门淋巴结转移或压迫胆总管时,可出现黄疸;远处淋巴结转移时,可在左锁骨上触及肿大的淋巴结。总之,胃癌的具体症状繁多,个体差异性较大。

不同部位的胃癌,其临床症状表现亦不相同,比如胃上部癌中的贲门癌,患者可能出现上腹或胸骨后疼痛不适、进食梗阻感或吞咽困难等症状。胃底及贲门下区癌常无明显症状,直至肿瘤巨大而发生坏死溃破引起上消化道出血时才会引起患者注意,或因肿瘤浸润延伸至贲门口引起吞咽困难后才予以重视。胃体部癌以膨胀性较为多见,疼痛不适出现较晚。胃窦小弯侧以溃疡型癌较为多见,上腹部疼痛出现较早,当肿瘤延伸至幽门口时,可引起恶心、呕吐等幽门梗阻症状。

2 如何实现胃癌的早期诊断？

　　早期胃癌患者往往没有明显的特异性症状或未有明显的不适感，有时可以出现上腹部的不适感，或者进食后饱胀感等，往往会被误认为胃炎而延误病情。有人会出现食欲减退、恶心、嗳气、反酸及呕吐、上腹部隐痛、呕血及黑便等症状，了解并重视上述表现，是早期发现胃癌的关键。值得注意的是，上述症状在患者身上不一定有，也不一定同时存在。

　　根据每个人的身体状况，结合自身生活及身体状态，如果突然出现不同于往常的症状或不适感，要及时引起重视，到正规医院进行检查以免延误早期胃癌的治疗。另外，要养成每年或定期体检的习惯，对于胃癌或者其他肿瘤的早发现有着很大的帮助。

　　为什么胃癌要早期诊断、早期治疗呢？因为早期胃癌的治疗效果远远好于中晚期胃癌，早期胃癌患者及时接受手术等相关治疗后，其中 90% 以上的患者可以生存 5 年甚至更久，而中晚期患者的预后却往往很差。据统计，目前我国胃癌患者经治疗 5 年生存率在 35% 左右，一般不超过 40%，而日本则可以达到 70%。其中有一个很重要的原因就是日本的胃癌普查率很高，大部分患者都是体检发现的"早期胃癌"，而我国的胃癌患者多是有症状才就诊的"进展期癌"。那么，如何进行早期诊断呢？上面提到结合自身身体状态及生活习惯，一旦出现不同于往常的症状或不适感，如上腹部饱胀感、上腹疼痛、食欲下降、大便发黑等，要引起足够的重视，并及时到医院做相关的检查。

胃癌早期筛查怎么做？

胃癌早期筛查是针对特定高危人群，运用现代诊断方法，早期干预、早期发现胃癌，提升患者的治愈率和生存率。

胃癌的早期筛查一般包括以下几个项目：

1）血清学筛查

（1）血清胃蛋白酶原（PG）检测。

PG 是反映胃体胃窦黏膜外分泌功能的比较好的指标，可被称为"血清学活检"。胃蛋白酶原（pepsinogen，PG）是由胃部分泌的参与消化的胃蛋白酶的前体，通常约 1% 的 PG 可通过胃黏膜进入血液循环，可分为胃蛋白酶原 Ⅰ（PG Ⅰ）和胃蛋白酶原 Ⅱ（PG Ⅱ）两种亚型。PG Ⅰ 由胃底腺的主细胞分泌，PG Ⅱ 由胃底腺、贲门腺、幽门腺、Brunner 腺分泌。当胃黏膜发生萎缩时，血清 PG Ⅰ 和（或）PGR（PG Ⅰ 与 PG Ⅱ 比值）水平降低。有研究认为，将"PG Ⅰ ≤ 70 μg/L 且 PGR ≤ 3"（不同检测产品的参考值范围不同）作为针对无症状健康人群的胃癌筛查界限值，具有较好的筛查效果。

（2）血清胃泌素 17（G-17）检测。

G-17 是反映胃窦内分泌功能的敏感指标之一，可以提示胃窦黏膜萎缩状况是否存在异常增殖，血清 G-17 水平取决于胃内酸度及胃窦 G 细胞数量，G-17 本身在胃癌的发生、发展过程中也有促进作用。有研究表明，当血清 G-17 水平升高，可以提示存在胃癌发生风险。有研究认为，血清 G-17 联合 PG 检测可以提高对胃癌的诊断准确率。

（3）幽门螺杆菌（Hp）感染检测。

Hp 已于 1994 年被 WHO 的国际癌症研究机构（IACR）列

为人类胃癌第Ⅰ类致癌原。目前认为 Hp 感染是肠型胃癌（绝大多数胃癌类型）发生的必要条件，但不是唯一条件。胃癌是 Hp 感染、遗传因素和环境因素共同作用的结果，环境因素在胃癌发生中的作用次于 Hp 感染。因此，在胃癌的筛查流程中，Hp 感染的检测成为必要的筛查方法之一。Hp 感染检测目前包括血清 Hp 抗体检测和尿素呼气试验（UBT）。

（4）血清肿瘤标志物检测。

目前常用肿瘤标志物包括癌胚抗原（CEA）、CA19-9、CA72-4、CA125、CA242 等，但上述肿瘤标志物在进展期胃癌中的阳性率仅为 20%～30%，在早期胃癌中的阳性率低于 10%，因此对于早期胃癌的筛查作用有限，因此不建议作为胃癌筛查的方法。血清胃癌相关抗原（MG7-Ag）是我国自主发现的胃癌肿瘤标志物，MG7 抗原表达在胃癌前疾病、胃癌前病变和胃癌的阳性率依次为 40.5%、61.0% 和 94.0%，且胃癌前病变 MG7 抗原的假阳性率仅为 12.8%，可能提示胃癌的高风险。MG7 抗原作为单一生物标志物在胃癌诊断中的敏感性与特异性均较高，需要进一步开展临床研究，评价其在早期胃癌筛查中的价值。

2）内镜筛查

（1）电子胃镜筛查，胃镜及其活检是目前诊断胃癌的金标准。

（2）磁控胶囊胃镜检查，是将胶囊内镜（CE）技术和磁控技术成功结合的新一代主动式胶囊内镜，具有全程无痛苦、便捷、诊断准确度高的优点。

（3）高清内镜精查，运用色素内镜、电子染色内镜、放大内镜、共聚焦激光显微内镜等特殊内镜检查技术，以强化早期胃癌的内镜下表现，不但可提高早期胃癌的检出率，而且还能提供病变深度、范围、组织病理学等信息。

胃癌早期筛查的对象一般是指胃癌高危风险的人群，我国目前胃癌筛查目标人群的定义为年龄 ≥ 40 岁，且符合下列任意一条者，可作为胃癌筛查对象人群：① 胃癌高发地区人群；② Hp 感染者；③ 既往患有慢性萎缩性胃炎、胃溃疡、胃息肉、手术后残胃、肥厚性胃炎、恶性贫血等胃的癌前疾病；④ 胃癌患者一级亲属；⑤ 存在胃癌其他风险因素（如摄入高盐、腌制饮食、吸烟、重度饮酒等）。

常规体检一般包括几个项目，如体格检查、外科常规、内科常规、血常规、肝肾功能等项目，这些项目如果能够发现某些异常，或者结合自身症状，再去专科进一步检查，往往能找到诊断早期胃癌的线索。实际上，每年进行这样的体检还是能够发现不少问题的。还有一些人在问诊中表述自己胃疼、进行性吞咽困难，有经验的医生也会安排他们做相关的检查排查疾病，不过这就和医生的问诊、体格检查技术和经验有关。因此，通过常规体检发现恶性肿瘤还是很有限的，确实不够全面。所以常规体检能够在一定程度上发现问题，但不能完全代替胃癌筛查。

4 在胃癌患者查体中常有哪些发现？

绝大多数胃癌患者无明显体征，部分患者可有上腹部轻度压痛。进展期肿瘤位于幽门或胃体时可能扪及肿块，肿块常呈结节状、质硬，当肿瘤向邻近脏器或组织浸润时，肿块常固定而不能推动，女性患者在中下腹扪及肿块，常提示为库肯勃瘤可能。当胃癌发生肝转移时，可在肿大的肝脏触及结节状肿块。当腹腔转移肿块压迫胆总管时，可发生梗阻性黄疸，患者皮肤及巩膜明显黄染。有幽门梗阻者上腹部可见扩张的胃型，并可闻及震水声，癌肿通过胸导管转移可出现左锁骨上淋巴结肿大。晚期胃癌有盆腔种植时，直肠指检于膀胱（子宫）直肠窝内可扪及结节。有腹膜转移时可出现腹水。小肠或系膜转移使肠腔缩窄可导致部分或完全性肠梗阻。癌肿穿孔导致弥漫性腹膜炎时出现腹肌板样僵硬、腹部压痛等腹膜刺激症状，亦可浸润邻近腔道脏器而形成内瘘。

5 胃癌晚期有哪些表现？

　　胃癌发展到晚期往往是多脏器功能的改变，而非单独胃本身的症状。如可能出现上腹饱胀感、沉重感、厌食、腹痛、恶心呕吐、腹泻等，也可能出现乏力、营养不良、重度消瘦、发热等全身症状，胃癌侵犯周围组织器官也可能出现上腹部质地坚硬的肿块，胸骨后疼痛，侵犯肝脏、大网膜甚至盆腔脏器如直肠等，可出现黄疸、腹水，肛门指检可触及直肠前凹肿块等，当胃癌转移至腹腔内的多个器官及组织如肝脏时，可引起腹水、肝大、黄疸及肺、脑、心、前列腺、卵巢、骨髓等的转移而出现相应症状。如肿瘤侵犯胰腺被膜，可出现向腰背部的放射性持续疼痛；如肿瘤溃疡穿孔，则可引起剧烈疼痛甚至腹膜刺激征象；远处淋巴结转移时，可在左锁骨上触及肿大的淋巴结。胃癌腹腔广泛转移是指胃癌转移至腹腔多个脏器，是晚期胃癌的特定表现，患者一般失去手术根治机会，预后较差。

晚期胃癌有盆腔种植时，直肠指检于膀胱（子宫）直肠窝内可扪及结节，因此胃癌患者做肛门指检还是有很大临床价值的。这些阳性检查结果均提示胃癌已经发展到了晚期状态。

6　胃癌是如何分期的？

根据胃癌的临床表现、新辅助化疗及病理学检查，胃癌的分期主要有临床分期、新辅助化疗后分期、病理学分期等，用于指导胃癌治疗。临床上对患者意义最大的是手术后大体标本的病理分期，一般是指导患者下一步治疗方案及评估预后的依据。在美国癌症联合委员会（AJCC）、国际抗癌协会（UICC）和国际胃癌协会（IGCA）的共同协作下，通过胃癌大数据的积累和分析，于2016年底出版了第八版胃癌TNM分期系统。国际最新胃癌病理分期指标有以下三种。

（1）肿瘤浸润深度：T1～T4，数字越大，表示肿瘤浸润越深。T1，肿瘤局限于黏膜或黏膜下层；T2，肿瘤浸润超过黏膜下层，但局限于固有肌层；T3，肿瘤浸润超过固有肌层，但局限于浆膜下组织；T4a，肿瘤侵犯浆膜（脏腹膜）；T4b，肿瘤侵犯邻近组织结构。

（2）淋巴结转移情况：N0～N3，数字越大，表示淋巴结转移越多。N0，区域淋巴结无转移；N1，区域淋巴结转移1～2个；N2，区域淋巴结转移3～6个；N3a，区域淋巴结转移7～15个；N3b，区域淋巴结转移16个以上。

（3）有无远处器官转移。M0，无其他器官转移；M1，有器官转移。

综合以上三个指标，胃癌可分为 I ～ IV 期，而每期又可细化为 A、B、C 亚期，I 期为早期肿瘤，预后较好，IV 期为晚期肿瘤，预后差。

胃癌的病理分期一般是指患者术后大标本的病理分期，可以提示患者肿瘤的病理分型、浸润深度、有无淋巴结及远处转移等，这些指标将进一步用于指导患者的后续治疗及评估患者的生存预后。

7 胃癌须进行哪些免疫组化检查？

免疫组化是医学上对肿瘤进行鉴别的一种检查手段，是免疫组织化学的简称，它是应用抗原与抗体特异性结合的基本原理，主要作用及目的是鉴别肿瘤的类型，对于指导肿瘤的临床治疗具有重要的价值。

对于一些特殊组织学类型的胃癌，需要通过相关免疫标志物染色来加以确诊，如低分化神经内分泌癌需要标记 Syn、CgA、CD56 和 Ki-67 等；肝样腺癌（产生 α-AFP 的胃癌）需标记 HepPar-1、AFP、CK19 和 CDX-2 等；绒毛膜癌需要标记 β-HCG 等。在胃癌治疗和预后方面，HER-2 和 Ki-67 等胃癌相关标志物的免疫组化检测是非常有临床价值的；MET、VEGFR2 和 EGFR 等，目前还未在临床中大规模应用，其临床价值还有待进一步研究。

8　胃癌如何进行临床分期?

　　胃癌的临床分期常常与病理分期相结合，分期的依据主要是根据肿瘤浸润的深度、淋巴结以及远处转移情况来进行评估，以此来判断胃癌的发展情况。通过胃癌的临床分期，可以选择合适的治疗方案，如手术、化疗还是放疗。术前的临床分期可以明确外科治疗的具体手术方式，如根治性手术、姑息性手术还是其他手术等，通过分期还可以指引手术中淋巴结清扫的范围；术后的临床分期能够帮助医生决定患者下一步的治疗方案以及判断患者疾病的预后等。临床分期对于胃癌的临床治疗及预后有着重要的意义。

　　由于 TNM 分类更为精准，因此，以病理为依据确定治疗适应证的指南，也更为科学。尤其是将具有高级别循证医学证据的治疗方法作为标准治疗，按临床分期确定其适应证，将其以外的有期望的疗法作为临床研究，对于临床确有指导价值。总而言之，临床分期无论是在评估预后，还是指导治疗方面，都具有重要的价值和意义。

9　胃癌有哪些类型?

　　根据胃癌的大体形态，可以分为早期胃癌和进展期胃癌。其中，早期胃癌是指病变仅限于黏膜或黏膜下层，不论病灶大小或有无淋巴结转移。早期胃癌根据形态又可分为隆起型、表浅型及凹陷型 3 种。进展期胃癌按 Borrmann 分型分为 Ⅰ 型（息肉型）、

Ⅱ型（溃疡局限型）、Ⅲ型（溃疡浸润型）、Ⅳ型（弥漫浸润型）
（见图 2-1）。

根据胃癌组织类型，WHO 将胃癌分为腺癌、乳头状腺癌、
管状腺癌、黏液腺癌、印戒细胞癌、腺鳞癌、鳞状细胞癌、小细
胞癌、未分化癌及其他等类型。

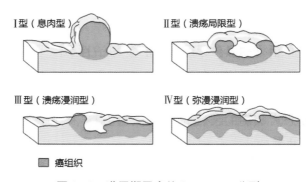

图 2-1　进展期胃癌的 Borrmann 分型

10　胃癌有哪些检测方法？

1）内镜检查

包括纤维胃镜、超声内镜、腹腔镜、荧光素电子内镜、红
外线电视内镜等。胃镜这个名词大家都不陌生，通过胃镜，能够
看到胃部的每一个地方，更加直观和准确，是一种最经济和方便
的检查方法。但是，做胃镜对患者来说有一定的痛苦，会造成恶
心、呕吐等不良反应，对于年老体衰者应慎用。胃镜分为传统的
纤维胃镜和超声胃镜，超声胃镜更加先进，可以探知癌肿的准确
转移位置，为胃癌的确诊提供了可靠的依据。胃镜也是临床应用

最为普遍的一种检查手段。卫生部门正在酝酿新的方案，以后将对某些高发人群进行胃镜普及检测和预防。

2）影像学检查

包括B超、上消化道造影（钡餐）、X线、CT、磁共振（MRI）、正电子发射计算机断层显像（PET）等。CT是一种检测胃癌非常有效和准确的办法。它可以精确地发现肿瘤转移的范围、大小，以及邻近组织和器官的受影响情况。对医生做出准确的判断和制定治疗方案起到重要的作用。钡餐检查法也是癌症临床检查的一个重要方法。钡餐法的检测原理是利用反射造影技术，对胃部进行探测。钡餐检查法在准确度、便捷度等方面都比不上胃镜，通常情况下适用于一些体弱多病无法使用胃镜的患者，并且由于胃癌的成像不清晰，早期胃癌患者病变部位不明显，效果不是很好。当患者的胃癌发展到晚期，癌肿部位比较明显，胃腔变得小而狭窄，收缩功能消失，此时应用钡餐检测法可能效果好些。

3）其他检查

包括血常规、粪便常规及隐血试验、胃液脱落细胞学检查、肿瘤标志物检查（CEA、CA-199、CA125）等。通过对胃癌的标志物进行检查而确诊胃癌，是一种辅助检测法。比如对胃液和糖类抗原、患者血清等进行检测，来发现胃部的肿瘤病变情况。但是，目前这些胃癌标志物仍然不具备特异性，距离临床实用还有很多研究工作要做。

 为什么说胃镜检查是诊断胃癌最好的方法？

胃镜是一种医学检查方法，也是指这种检查使用的工具，它是将一条纤细、柔软的管子伸入胃中，医生可以直接观察食管、胃和十二指肠的病变情况（见图2-2）。胃镜检查能直接观察到被检查部位的真实情况，也可以通过对可疑病变部位进行病理活检及细胞学检查，以进一步明确诊断，是上消化道病变的首选检查方法。

特殊胃镜是指超声内镜、共聚焦激光显微内镜及胶囊内镜等特殊检查手段。共聚焦激光显微内镜是将传统实验室桌面使用的共聚焦显微内镜原理运用到内窥镜技术当中，对于某些胃肠道常见疾病如食管炎、胃炎、胃非典型增生等，尤其是较小病灶以及早期胃肠道肿瘤的诊断具有快速、准确的优势。超声内镜是将内镜和超声相结合的消化道检查技术，可利用内镜下的超声行实时扫描，提高了内镜和超声的诊断水平，它对于消化道肿瘤的术前分期、明确消化道早癌的浸润深度、合理把握内镜下微创治疗的适应证起到重要作用。

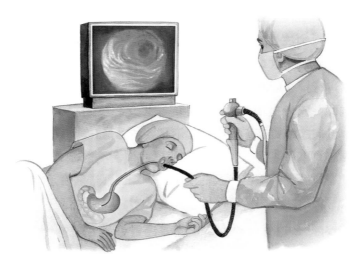

图2-2　胃镜检查示意图

12　哪些人需要进行胃镜检查？

胃镜检查有其相应的适应证及禁忌证，那么哪些人需要做胃镜检查呢？

① 消瘦原因不明者；② 贫血原因不明，黑便或柏油样便者；③ 具有厌食、腹胀等消化不良症状的患者；④ X 线钡餐造影或 CT、B 超检查怀疑食管、胃、十二指肠形态异常者；⑤ 需要长期随诊患者，如胃溃疡、胃息肉、萎缩性胃炎、Barrett 食管炎等癌前病变者；⑥ 40 岁以上有肿瘤家族史者；⑦ 上消化道狭窄、息肉、良性肿瘤及食管静脉曲张、食管异物等可行内镜治疗者。

那么，哪些人又不能够进行胃镜检查呢？

① 严重心脏、肺部疾病，无法耐受内镜检查者；② 怀疑有休克或消化道穿孔等危重患者；③ 患有精神疾病，不能配合内镜检查者；④ 消化道急性炎症，尤其是腐蚀性炎症患者；⑤ 明显的胸腹主动脉瘤患者；⑥ 脑卒中患者。

因此，在检查前首先让医生进行全面评估，在得到医生评估后方能进一步决定能不能够进行胃镜检查。

13　胃镜检查需要注意哪些问题？

胃镜检查前以及胃镜检查后应该注意哪些事项呢？

（1）检查当日必须空腹，禁食、禁饮 6 小时以上。

（2）计划做无痛胃镜者需家属陪同。

（3）若患者有心脏病、高血压等相关疾病，请提前告知医务人员；60岁以上患者检查前必须完善心电图检查。

（4）检查后少数患者可能出现咽喉疼痛、腹痛、腹胀等不适，属于正常现象，严重者需留院观察。

（5）若取胃黏膜活检或行息肉摘除术，可能出现少量出血，一般会自愈；若腹痛剧烈或出现黑色粪便，必须立即到医院就诊。

根据胃镜医生的技术、经验，以及患者的配合程度不同，胃镜检查时间长短不定。

14 什么是无痛胃镜检查？

胃镜有常规胃镜与无痛胃镜之分，常规胃镜是不实施麻醉，根据患者个体差异性不同，有一定程度的不适感，如恶心等。

无痛胃镜是通过静脉给予患者一定剂量的短效麻醉剂，帮助患者迅速进入镇静、睡眠状态，在麻醉状态中完成胃镜检查，并在检查完毕后迅速苏醒。无痛胃镜检查过程中没有痛苦，可以避免患者在痛苦状态下不自觉躁动引起的机械损伤，特别适合心理紧张、胆怯的患者。

并非所有的患者都可以进行无痛胃镜，它是有一定的条件及限制的，以下患者可以选择做无痛胃镜：恐惧常规胃镜检查者；伴有高血压、冠心病等疾病但非常有必要做胃镜的检查者等。而一些具有严重心脏疾病、肺部疾病的患者，其能否进行无痛胃镜检查需要麻醉师进行评估，在得到麻醉师的评估及许可后才能实施麻醉。

15　什么是胃镜下胃黏膜病理活检?

胃黏膜活检是在做胃镜检查时，用活检钳钳取胃黏膜组织，然后将取得的黏膜组织送病理检查，以获得局部病变的组织病理学诊断。胃黏膜活组织病理检查具有非常重要的临床价值：

（1）能确定病变的性质，可防止误诊或漏诊，一般通过胃镜观察胃黏膜炎症、萎缩和化生等情况即可判断慢性胃炎的类型，通过胃镜观察溃疡的颜色、形状、大小、深浅、坏死及溃疡边缘的情况可初步判定溃疡的性质，但进一步确诊需要做胃黏膜的活组织检查。

（2）追踪复查，及早发现癌变，根据对数以十万计的胃溃疡患者进行的多年追踪，发现其中约 2% 可能发生癌变。溃疡癌变有一个缓慢的过程，在癌变早期即尚未形成明显肿块等典型特征时，往往仅有溃疡边缘黏膜颜色的轻微改变。如果此时对溃疡周围的胃黏膜做病理检查，就能发现肉眼无法确定的早期胃癌。

（3）尽早发现癌前病变和其他疾病，通过胃黏膜活检，可以确定患者的胃黏膜有无肠上皮化生和异型增生（又称非典型增生），这两种变化是胃癌主要的癌前病变。此外，通过胃黏膜活检还能发现慢性萎缩性胃炎等其他疾病，而慢性萎缩性胃炎有 6%～10% 可能发生癌变。如果在确诊胃溃疡的同时还发现以上情况，则属于胃癌的高危人群，除应严格治疗外，重点追踪和及时复查至关重要。

（4）确定有无幽门螺杆菌感染。

16 胃镜检查可以用别的检查代替吗？

在临床上，胃的疾病检查手段有很多，不单只有胃镜。除了胃镜以外，还可以选择腹部超声、上消化道钡餐造影、腹部CT、MRI 等检查手段，但各项检查手段都有各自的优缺点，比如，胃镜有其独特的优势，如能发现早期病灶并能够直视下病理活检，达到临床确诊的目的，其他方法则不能取代。相对而言，其他检查方法有无创性，对人体的损伤小，而且还可以协助临床医生对胃的疾病进行全面评估，具有不可或缺的临床价值，但它们不能够进行病理活检，可与胃镜相辅相成，互相弥补不足，在临床上应用广泛。

17 胃镜检查后应该注意什么？

很多患者担心胃镜检查之后应不应该吃东西，可不可以喝水，那么有哪些需要注意的事项呢？

（1）普通胃镜检查后即可进食，建议清淡饮食，避免生、冷、硬及刺激性食物；无痛胃镜检查后 1 小时后便可饮水，2 小时后可清淡饮食，避免生、冷、硬及刺激性食物；取活检或息肉摘除者，2 日（患者具体情况不同，限定天数可能不同，部分患者可能需短暂禁食）内建议半流质软食，避免生、冷、硬及刺激性食物。

（2）行无痛胃镜检查患者，麻醉结束后 3 小时内需有人陪同，术后 24 小时禁止饮酒及从事危险性工作，如骑车、驾驶、高空作业或者进行精细工作等。

（3）检查后出现腹部不适感及不良反应请及时到医院就诊。

总之，根据个体情况不同，做完胃镜之后要严格执行医嘱，如有不清楚或有疑惑的地方应及时向医生进行咨询，切不可盲目自医。

18 腹腔镜检查技术在胃癌诊断中有什么价值？

腹腔镜探查（见图2-3）可以用于胃癌患者的术前诊断及临床分期，是一种安全、简单的方法，它提高了进展期胃癌术前临

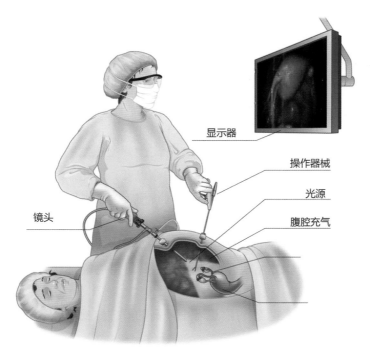

显示器

操作器械

光源

腹腔充气

镜头

图 2-3　腹腔镜检查示意图

床分期的准确率，对已失去根治机会的进展期恶性肿瘤患者，将大大减轻其创伤和痛苦，缩短住院时间，提高生活质量。腹腔镜对于晚期肿瘤患者的最大价值在于其对于腹腔转移或病灶远处转移有较高的诊断率。腹腔镜应用于胃癌患者可以对临床 M 期（转移）和 T 期（肿瘤深度）进行重新鉴定，从而准确实现术前的分期判断，进而为患者制定合适的治疗方案。

19 什么是肿瘤标志物？

肿瘤标志物是一种小分子物质，如蛋白、基因等，它存在于恶性肿瘤细胞中，或由恶性肿瘤细胞异常产生，或因人体对肿瘤的刺激反应而产生。它能反映肿瘤的发生、发展，监测肿瘤对治疗的反应。通过对肿瘤标志物的检测，可以早期辅助诊断、指导治疗、监测复发或转移、判断预后等。

与胃癌相关的肿瘤标志物有以下几个：

（1）癌胚抗原（CEA）：CEA 升高主要见于结肠癌，但也见于胃癌、胰腺癌、乳腺癌以及某些非癌患者，因此，CEA 特异性不高，但术后定期检测，可以帮助判断预后、预测复发及转移。

（2）CA19-9：主要见于胰腺癌、肺癌、结肠癌、胃癌，其中以胰腺癌、胃癌、胆管癌的敏感性较高，是胰腺癌的较可靠标志。CA19-9 与 CEA 联合检测可以提高对胃癌筛选普查的敏感性和特异性。

（3）CA12-5：在胃癌患者中升高的有一定比例，复发或转移的更多一些。

（4）CA24-2：部分胃癌患者会升高。

（5）铁蛋白（SF）：在多种癌症患者的血液中均有不同程度的升高，当然也包括胃癌，但主要在肝癌患者中。

在临床工作中，经常有很多患者发现自己某个或某些肿瘤标志物升高，就高度紧张或害怕，其实，根据上面所述，肿瘤标志物有其一定的价值，但目前来说肿瘤标志物还有很多的局限性，某个或某些肿瘤标志物的升高并不能代表就一定会生肿瘤。因此，胃癌的诊断不能单纯依靠肿瘤标志物，其特异性和敏感性有限，仅仅能够作为辅助手段，对于治疗后胃癌的复发、转移或预后有一定的价值。具体还需根据实际情况而判定。

20　肿瘤标志物阴性就不会是胃癌吗？

如前所述，肿瘤标志物由于其特异性和敏感性较差，肿瘤标志物阴性不能代表就不会发生胃癌，胃癌的诊断主要依靠胃镜、病理检查，肿瘤标志物是辅助手段，在手术或其他治疗后定期复查肿瘤标志物有监测肿瘤、早期发现复发的作用。在临床中，患者应结合自身情况，及时按照医生的指示进行相对应的检查，以免误诊或漏诊。

21　粪便隐血检查对胃癌普查有什么意义？

粪便隐血检查是用来检查粪便中隐匿的红细胞或血红蛋白或铁蛋白，对检查消化道出血是一项非常有用的诊断指标，而部分胃癌患者的癌肿会因过度生长或溃疡出现溃破出血，导致大便隐血阳性。但是由于大便隐血阳性对于胃癌的特异性较差，仅能作为参考指标之一。

粪便隐血试验包括化学法和免疫法两种。化学法如还原酚酞法、联苯胺法、邻甲苯胺法、愈创木酯法以及四甲基联苯胺法等。免疫法如血红蛋白检测法（FOB）、转铁蛋白检测法等。

对于一切消化道出血的患者均可使粪便隐血检查呈阳性反应，并非为胃癌的特异性检查手段，比如消化道出血、消化道溃疡患者，以及痢疾、直肠息肉、痔疮出血等也会导致隐血试验阳性反应。如果检测阳性，应该对患者进行连续检测，选择敏感度适当的产品，尽可能减少假阳性率，以及使用不同方法联合检测便隐血，以减少假阴性的出现。

22 CT检查在胃癌诊断中有什么价值？

胃镜能够明确诊断胃癌，但对于胃癌患者的治疗仅靠病理是远远不够的。胃癌的治疗是一种综合治疗，需要结合患者的身体状态、各个器官功能、肿瘤的浸润深度、有无淋巴结转移，尤其是有无远处转移制订详尽的治疗方案，CT检查对于胃癌来说至关重要（见图2-4）。CT具有检

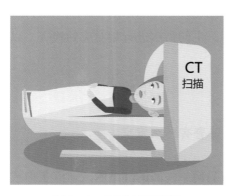

图2-4　CT检查示意图

查方便、安全、无痛苦、无创伤的特点。CT 图像清晰、分辨力高、解剖关系明确。术前 CT 检查能够发现胃癌的部位、周围组织器官有无侵犯，肿瘤周围血管、神经的分布，对于胃癌的术前判断及手术方案、术后治疗等综合治疗均有不可替代的作用及价值。CT 能直接显示胃癌在胃壁内生长及向腔内、外扩展情况，还能观察肿瘤侵犯邻近器官的情况，以及是否有淋巴结增大和远处转移的存在。胃癌早期，胃壁通常不增厚或增厚不明显，难以被 CT 检查所确认，故 CT 无法对早期胃癌做出诊断。中、晚期胃癌在 CT 上表现为病变区胃壁异常增厚，或形成突向胃腔内、外的肿块。为使胃 CT 检查满意，病变显示清楚，易于判断，检查前需足量饮水，使胃适度充盈、扩张，辅以应用低张药物。

23 为什么有时做 CT 检查还要静脉注射造影剂？

在临床中经常有患者抱怨，为什么刚刚做过 CT 又要做一遍？是不是医生开错了或者过度检查？其实不是，CT 分为平扫 CT 和增强 CT，增强 CT 在诊断肿瘤疾病时更具优势，增强 CT 是将一定剂量的含碘水溶性造影剂注射入静脉内同时进行 CT 扫描的检查方法，它与普通的 CT 扫描不同，增强扫描可以显著改善肿瘤的分辨率和诊断准确率，对于部分肿瘤的定位、范围、浸润和转移有着重要的价值，能够发现更小病灶，能够更准确判断肿瘤的分期，以及评估手术切除的可能性。因此，普通扫描和增强扫描对疾病诊断各有其优势，对患者的临床治疗有着重要的价值。

24 胃部 CT 检查前患者需要做什么准备？

① 在检查前禁食 12 小时；② 在扫描开始前 15 分钟饮用 500～800 mL 温水，在扫描即将开始前再次饮用温水 200～300 mL，使胃充盈，以便清楚显示肿瘤的轮廓，并使胃处于一定的扩张状态，以便清楚观察胃壁本身及其内外的情况；③ 胃蠕动较快或胃痉挛的患者，可以使用解痉药达到胃扩张；④ 呼吸训练：扫描前可进行呼吸训练以配合检查，以提高图像质量和防止遗漏小病灶。

25 磁共振检查对诊断胃癌有帮助吗？

磁共振成像（MRI）是胃癌影像学诊断的新手段，MRI 检查对胃癌的诊断主要是在胃的位置、形态及胃腔大小出现变化的基础上，能清晰显示病变的部位、范围、形态，为定位和诊断提供可靠信息。MRI 弥补了传统方法上的不足，在胃癌的诊断和鉴别诊断上具有其他影像学检查手段无法比拟的优势。MRI 对胃癌术后复发的检查效果亦优于 CT，CT 不易区分纤维化、瘢痕组织与肿瘤，而在 MRI 图像上纤维化或瘢痕组织呈低信号，尤其在 SE 序列更容易显示。但 MRI 在胃癌诊断中尚有很多的限制，包括移动伪影、没有合适的口服造影剂、检查时间长、价格昂贵等。不能观察胃的蠕动也是 MRI 的缺点。在观察胃壁的柔软度和黏膜纠集方面，MRI 也有一定局限。

26 什么是上消化道钡餐造影?

上消化道钡餐造影是吞食硫酸钡,通过钡剂经食管到达胃、十二指肠部位的显影过程来进行上消化道疾病诊断的方法。

上消化道钡餐造影能够观察到食管、胃、十二指肠的形态、炎症、异物、肿瘤等。能够了解门静脉高压患者有无食管静脉曲张及其程度,以及胃、十二指肠溃疡,消化道不明原因的出血,消化道手术后复查或放化疗后随访复查等。

要在检查前一天晚上八时后开始禁食禁水,第二天空腹检查。对于幽门梗阻者应先洗胃,抽净胃内容物后再进行检查。

27 上消化道钡餐造影在胃癌诊治过程中有什么价值?

钡餐造影具有简单、方便、快捷的优势,在检查过程中能够观察到胃小区以及胃黏膜的细节,尤其针对黏膜隆起、破坏以及凹陷等细微之处能够非常清晰地显现出来,同时还能够观察到病变的整体效果,反映出病变的大小、部位以及范围。相较于胃镜检查,钡餐造影更加简单、方便,其准确性也非常高,同时还可有效避免对患者造成损伤,可以明显提高临床诊断准确率,减少误诊及漏诊的发生,提高患者诊断的安全性及有效性。但是目前钡餐造影检查无法取代胃镜检查,因为胃镜检查可观察胃黏膜改变,病变大小、形态,特别是可以直接进行活检,取得病理学诊断,并且直观,假阴性和假阳性率极低。这是胃镜检查的独特优点。二者可结合应用,可以使优点互补,诊断率得到提高,但不能相互替代。

以下患者不能进行钡餐造影检查：食管、胃肠道穿孔或食管气管瘘、食管纵隔瘘；严重的吞咽困难及肠梗阻；消化道急性炎症、急性出血；不能合作者或体质差难以接受检查者；对抗胆碱药物山莨菪碱有禁忌证者。

28 PET-CT 是什么？有哪些优点和缺点？

PET-CT 将 PET 与 CT 检查融为一体，由 PET 提供病灶详尽的功能与代谢等分子信息，而 CT 提供病灶的精确解剖定位，一次显像可获得全身各方位的断层图像，具有灵敏、准确、特异及定位精确等特点，可一目了然地了解全身整体状况，达到早期发现病灶和诊断疾病的目的。临床主要应用于肿瘤、脑和心脏等领域重大疾病的早期发现和诊断。

优点：

（1）PET-CT 能早期诊断肿瘤等疾病。

（2）检查安全无创。

（3）检查结果更准确。

（4）进行全身快速检查。

（5）性价比高，可早期发现肿瘤。

缺点：

（1）对空腔脏器的肿瘤如胃肠系统诊断困难，尤其对较早期的肿瘤发现更难。

（2）容易受到某些脏器生理活动的影响，如呼吸运动等而影响观察。

（3）对于较小的病灶容易漏诊。

（4）对于某些与正常组织密度相等（或相近）的偏良性肿瘤难以诊断。

（5）检测价格昂贵。

参考文献

[1] 仲其山，仲晓军，周涛.钡餐、CT及胃镜应用于胃癌诊断的对比分析［J］.中国医药科学，2015（19）：190-192.

[2] 邱涛，王文斌.钡餐造影在胃癌中的临床诊断价值［J］.临床合理用药杂志，2012，5（19）：51-53.

[3] 黄伟涛.钡餐造影在胃癌中的临床诊断价值分析［J］.首都食品与医药，2016（24）：40-41.

[4] 杨旋彪，许茂杰.多层螺旋CT对胃癌的诊断价值［J］.当代医学，2012，18（7）：5-6.

[5] 路春雷，梁洪，元健.腹腔镜检查在进展期胃癌的应用价值［J］.宁夏医学杂志，2003，25（6）：347-348.

[6] 杨秋蒙.腹腔镜检查在胃癌诊断的应用［J］.外科，1997（3）：181.

[7] 刘宏斌，韩晓鹏，朱万坤，等.腹腔镜在进展期胃癌中的应用［J］.医学研究杂志，2011，40（3）：48-50.

[8] 余国庆，赫永金，许迪锋.腹腔镜在胃癌患者术前分期的诊断应用［J］.全科医学临床与教育，2013（5）：567-568.

[9] 夏加增，朱正纲.免疫组化检测胃癌淋巴结微转移的意义［J］.世界华人消化杂志，2000，8（10）：1113-1116.

[10] 胡祥.胃癌的临床分期及其重要意义［J］.中国实用外科杂志，2011，31（8）：652-656.

[11] 彭卫军.胃癌的CT研究［D］.上海：上海医科大学，复旦大学，1994.

[12] 张延龄.胃癌分期的临床应用（文献综述）［J］.国际外科学杂志，1996（2）：75-77.

[13] 张海燕，孙立波.胃癌术前分期诊断的研究进展［J］.中国普外基础

与临床杂志，2010，17（1）：34-36.

［14］ 张军明，张成武.胃癌相关肿瘤标志物的研究现状与进展［J］.大家健康旬刊，2016，10（1）：292-293.

［15］ 荣维淇，吴健雄.胃癌早期诊断的研究进展［J］.中国肿瘤临床与康复，2006，13（5）：469-472.

［16］ 孙立伶，陆文奇.胃癌肿瘤标志物的研究新进展［J］.当代医学，2010，16（27）：10-11.

［17］ 朱仁娟，刘松涛，王莉.胃癌 PET-CT 显像的临床应用［J］.医学影像学杂志，2006，16（6）：586-588.

［18］ 陈立.无痛胃镜与普通胃镜检查的比较［J］.中国内镜杂志，2012，18（2）：220-222.

［19］ 王洋，王欢，莫佳美，等.血清肿瘤标志物在胃癌诊断中的价值［J］.现代肿瘤医学，2014，22（4）：883-885.

［20］ 所剑，王大广，刘泽锋.早期胃癌诊断和治疗［J］.中国实用外科杂志，2011（8）：717-719.

［21］ 冯春善.早期胃癌诊治综述［J］.中国社区医师：医学专业，2010，12（27）：25-27.

［22］ 焦艳.肿瘤标志物对胃癌诊断及预后的评估价值［J］.实用癌症杂志，2013，28（6）：614-616.

［23］ 徐明星，李曼，彭波，等.肿瘤标志物联检在胃癌早期诊断临床应用研究［J］.中国实验诊断学，2014（6）：899-902.

［24］ 邓建国，付侠，王瑞琼，等.CT 和 MRI 对胃癌的诊断和分期［J］.中外医疗，2010，29（13）：183-184.

［25］ 崔莹，张建，方艺，等.PET/CT 在诊断胃癌与胃良性病灶中的价值［J］.医学影像学杂志，2014（4）：557-561.

［26］ 陈孝平，汪建平.外科学.第 8 版［M］.北京：人民卫生出版社，2013.

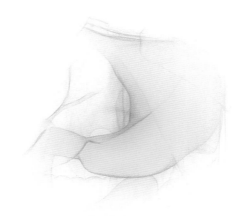

第三部分

胃癌的手术治疗

胃癌患者主要的治疗方法有哪些？

1）胃癌的治疗方法

（1）手术治疗：是胃癌目前主要的治疗方法，由于手术病死率及术后并发症存在着很大个体差异，所以应严格掌握手术适应证。胃癌手术方式包括传统开腹手术、腹腔镜手术以及内镜手术等方式，而根据患者具体基础情况及治疗目的不同，则可划分为根治性手术、姑息性手术、减状手术等。胃癌的传统开腹手术按照对淋巴结的清扫程度，胃癌的根治术又可以分为 D1、D2、D3 等术式。

（2）化学治疗：是利用化学药物阻止癌细胞的增殖、浸润、转移，直至最终杀灭癌细胞的一种治疗方式。化疗可作为手术治疗的辅助治疗方式，消灭机体残存的癌细胞，可以在手术前、手术中及手术后应用。按化疗的目的分为以下几类。

① 新辅助化疗：即术前给予辅助化疗。维持 3 个疗程左右。新辅助化疗的主要目的是减少肿瘤负荷，提高手术切除率，减少术后复发及转移的可能性。

② 术后辅助化疗：针对手术时已经出现了超越手术范围微小转移或者种植的患者，而这少数未被消灭的肿瘤细胞会成为复发和转移的根源，而手术后早期配合全身化疗，及时消灭已转移的微小病灶。

③ 晚期胃癌的姑息性化疗：针对肿瘤晚期已出现远处转移或手术无法根治的患者，通过化学治疗来有效地延缓疾病的进展并达到延长生存期的目的。

（3）放射治疗：放射治疗主要针对晚期肿瘤患者，由于胃腺癌放射敏感性低，单独放疗或与化疗综合治疗效果较差，导致胃癌不能单独用放疗来根治，放疗在胃癌治疗中主要是辅助性或姑息性角色。

（4）靶向治疗：靶向治疗可有针对性地损伤肿瘤细胞，减轻正常细胞损害。目前胃癌靶向治疗药物种类及作用均有限。靶向治疗药物主要包括表皮生长因子受体抑制剂、血管生成抑制剂、细胞周期抑制剂、细胞凋亡促进剂、基质金属蛋白酶抑制剂等。

（5）生物治疗对胃癌也有一定的疗效，生物技术综合治疗将为提高胃癌疗效开拓广阔前景，在所有胃癌的治疗方法中，生物治疗胃癌以病灶稳定性较高、生存期较长、生活质量较好为主要特点，并在抗复发转移方面具有潜在的优势。

（6）中药治疗：服用中药改善胃癌患者体内环境，提高免疫力，抑制癌细胞继续生长扩散，减轻患者症状与痛苦，延长生命。

（7）其他治疗：如免疫治疗，作为治疗胃癌的一种辅助措施，可提高患者机体对肿瘤的抵抗力，从而增强患者的耐受力。还包括非特异生物反应调节剂，如卡介苗、香菇多糖等；细胞因子如白介素、干扰素、肿瘤坏死因子等；以及过继性免疫治疗，如淋巴细胞激活后杀伤细胞（LAK）、肿瘤浸润淋巴细胞（TIL）等的临床应用。

（8）支持治疗：旨在减轻患者痛苦，提高生活质量，延长生存期，包括镇痛、纠正贫血、改善食欲、改善营养状态、缓解梗阻、控制腹水、心理治疗等对症治疗方法。

2）胃癌最有效的治疗方法

答案是外科手术切除。胃癌根治术是根据患者的全身情况、病灶部位和浸润范围决定的，包括根治性远端或近端胃大部切除术和全胃切除术 3 种。手术要求包括：① 充分切除原发病灶；② 彻底清除胃周淋巴结；③ 完全消灭腹腔游离癌细胞和微小转移灶。针对早期胃癌，黏膜癌的 5 年生存率为 98%，黏膜下癌为 88.7%，而进展期胃癌根治术后 5 年生存率 Ⅱ 期为 55%，Ⅲ 期为 15%，Ⅳ 期为 2%。胃癌对化疗有低至中等程度的敏感性，化疗目的在于：在外科手术的基础上杀灭临床癌灶或脱落的癌细胞，以达到临床治愈的目的。胃癌对放疗敏感性较低，但术后放疗有助于防止胃癌的复发和转移。

2　胃癌术前需要做哪些准备？

1）术前检查

包括全身体格检查和常规检查。血液学检查：血常规、肝肾功能、空腹葡萄糖、电解质、凝血功能、肿瘤标志物、血型鉴定和感染性疾病检测、心肌酶谱、心肌标志物、叶酸等；尿常规、粪常规、粪隐血检查。特殊检查：心电图、心超、肺功能、胸片等。针对性检查：胃镜、上腹部增强 CT、下腹部平扫 CT、钡剂造影等，明确肿瘤部位、范围、有无食管侵犯、初步分期。

2）皮肤准备

术前一天给予皮肤准备，备皮要彻底，范围要规范，上到乳头连线，两侧到腋中线，下到耻骨联合。备皮完毕应用肥皂水清洁备皮区，更换干净衣服并做好皮肤过敏试验。

3）控制饮食

术前一天流质饮食，术前 12 小时禁食、禁饮。患者营养状况较差者，如贫血、低蛋白血症，术前应予以纠正，以提高患者手术耐受力，促进术后早日康复。

4）胃肠道准备

手术日清晨放置胃管，防止麻醉及手术过程中呕吐、误吸，减少手术时腹腔污染。合并幽门梗阻者，注意纠正水、电解质及酸碱失衡；术前 3 天每天用 300～500 mL 高渗盐水洗胃，以减轻胃黏膜水肿，有利于术后吻合口的愈合。

5）术前配血

一般胃癌患者都有消瘦、贫血等营养不良症状。术前营养支持非常重要，术前配血、术中备用，对保证患者手术的顺利完成及术后的康复有十分重要的意义。

6）呼吸道准备

指导患者戒烟，患者术后因伤口疼痛而惧怕咳嗽，易造成肺部感染。必须做好患者的思想工作，讲解咳嗽、咳痰的要点，指导有效咳嗽的方法。

7）心理护理

针对患者的紧张、恐惧、信心不足等心理问题，与患者做好交流，耐心讲解手术的必要性和重要性，同时让患者或家属去访问曾做过这种手术的患者，以增加患者对手术的认识和战胜疾病的信心。

③ 胃癌手术是大手术吗？

传统胃癌手术是创伤性较大的开放式手术，具体手术方式包括：根治性远端或近端胃大部切除术和全胃切除术 3 种。传统开放式胃癌手术难度大，技术要求高，淋巴结清扫范围大，手术切口达 20～25 cm，术后易形成腹腔粘连，再次手术难度大；而目前流行的微创手术，包括腹腔镜辅助和机器人辅助等手术方式，配合快速康复外科体系，可在完整取出肿瘤及周围淋巴结的同时，达到胃肠道干扰小、出血少、疼痛轻、恢复快的效果。

已被认可并应用于临床实践的微创手术适应证包括：① 胃癌探查及分期；② 胃癌肿瘤浸润深度＜ T4a 期并可达到 D2 根治性切除术要求；③ 胃癌术前分期为Ⅰ、Ⅱ、ⅢA 期；④ 晚期胃癌短路手术。

可作为临床探索性手术的适应证有：① 胃癌术前评估肿瘤浸润深度为 T4a 期并可达到 D2 根治性切除术；② 晚期胃癌姑息性胃切除术。

4　胃切除后消化道如何重建？

胃肠道吻合重建方式应根据患者具体病情和不同的手术方式进行选择，原则上以保证更好的术后生活质量和尽可能减少术后并发症为目标：① 重建的消化道应尽可能近似于正常解剖状态，保持食物经正常生理途径通过消化道；② 具有一定的贮存体积，尽可能满足正常进食需求，食物在代胃肠腔内贮留的时间合理，便于消化吸收；③ 尽可能提高或不影响手术疗效，且能防止反流性食道炎，避免倾倒综合征、腹泻及上腹疼痛不适等症状；④ 手术方式操作简便、快捷，并发症少，便于推广；⑤ 保持神经和肌肉功能的连续性；⑥ 力求重建幽门的防反流功能。

近端胃切除术后常用重建方式：

（1）食管胃吻合：操作简单，易发生食管反流、吻合口狭窄。

（2）间置空肠法：食管反流发生率低，易发生胃排空障碍、操作复杂。

（3）双通道法：食管反流、胃排空障碍发生率低，操作复杂。

远端胃切除术后常用重建方式：

（1）Billroth-Ⅰ式吻合：符合生理结构，易发生吻合口瘘。

（2）Billroth-Ⅱ式吻合：吻合口瘘发生率低，易发生输入襻综合征，改良 Braun 吻合，可减少输入襻综合征。

（3）Roux-en-Y 式吻合：吻合口瘘发生率低，易发生滞留综合征。

（4）改良 Uncut Roux-en-Y 吻合，可减少滞留综合征。

全胃切除术后常用重建方式：Billroth-Ⅱ式吻合，Billroth-Ⅱ式吻合 +Braun 吻合，Roux-en-Y 式吻合，间置空肠法，双通道法等。

5 什么是"胃癌根治术"？

胃癌根治术，又称为"胃癌治愈性切除术"，是指将原发肿瘤连同转移淋巴结及受累浸润的组织一并切除，无肿瘤残存。根据全国胃癌协作组参照日本胃癌规约，把胃癌根治术分为根治Ⅰ式（R1）、根治Ⅱ式（R2）和根治Ⅲ式（R3）3 种基本术式。针对早期胃癌，即肿瘤局限于黏膜层，做 R1 手术，清除胃周第 1 站淋巴结。针对进展期胃癌，须清除第 2 站淋巴结。针对已有第 3 站淋巴结转移的胃癌，应清除第 3 站淋巴结。胃癌根治术的治疗效果取决于胃癌的分期、病变部位、淋巴结转移、生物学特性等多种病理因素。R0 指切除后显微镜下无残留，切缘无癌细胞，即完整切除。

　　胃癌属于消化道恶性肿瘤，早期无明显症状，多数患者诊断明确时已至晚期。所谓胃癌根治术是相对的，已有浆膜侵犯的胃癌，由于已有肿瘤细胞逸出且在腹腔内种植的可能，即使行胃癌根治术，也无法达到彻底康复的标准，只能达到临床治愈的标准，提高 5 年生存率和无瘤生存时间。

　　胃癌根治术后复发率取决于多方面因素，包括：① 患者行根治术治疗前，已属于晚期的胃癌：晚期胃癌肿瘤浸润穿透胃壁，侵犯腹腔及毗邻器官，如胰腺、结肠、肝脏、肠系膜等，或经淋巴组织转移至远处。② 术中无法根治性地切除肿瘤，以致腹腔内残留肿瘤，导致术后短期内复发。③ 不彻底手术治疗：术者不适当地缩小胃癌根治的手术范围，以致腹腔内残留肉眼难以发现的肿瘤组织或转移淋巴结，导致术后短期肿瘤复发。④ 患者机体免疫力低下：术前已有的机体免疫力下降、手术创伤和麻醉等多重打击，致使术后免疫情况差，导致患者手术后肿瘤复发，因此即使行根治术，部分患者仍会复发。

6 　胃癌手术为何要行淋巴结清扫？

　　淋巴结清扫术是指整块切除病变部位淋巴组织及周围的脂肪、肌肉、神经、血管等，简称为清扫术，是治疗转移癌最主要的方法。

　　胃癌手术的根治性主要受肿瘤局部切除的完整性和胃周围淋

巴结清扫的彻底性两方面因素影响。胃癌的转移途径主要包括血行转移、淋巴结转移、直接侵犯和种植转移四种。而胃癌最重要的转移途径就是淋巴结转移，只有进行规范且合理的胃癌周围淋巴结清扫才能最大限度地降低患者的局部复发率，从而提高患者的 5 年生存率。

7 为什么说"胃癌 D2 根治术"很重要？

胃癌 D2 根治术在将病灶充分切除的同时彻底廓清胃周围的第一站淋巴结（No.1、2、3、4、5、6 组）和第二站淋巴结（No.7、8、9、10、11、12 组），并将大小网膜、胃等行网膜囊外切除，整个过程按照肿瘤切除原则进行，淋巴结清扫和胃肿瘤切除同时完成。胃癌 D2 根治术是针对胃癌生物学特点而设计制定的，胃癌 D2 根治术被当今医学界视为进展期胃癌的标准术式，其最大的优点在于彻底廓清了最容易引起转移复发的淋巴结，即第 1、2 站淋巴结，可大大提高手术疗效。在防止术后转移复发和提高术后存活率方面，D2 根治术显示出明显优势。已有回顾性研究表明，局部进展期胃癌患者行 D2 根治术的生存时间明显优于行 D1 根治术的患者。尤其是对存在 1 枚以上淋巴结转移的患者（阳性淋巴结 ≥ 2 枚），进行 D2 根治术才能明显提高患者的总生存时间。

8 应用吻合器有哪些优点？

吻合口是指消化道手术后行消化道重建时的端端、端侧或侧侧接口。吻合器是指医学上使用的替代手工缝合的设备，主要工作原理是利用钛钉对组织进行离断或吻合，类似于订书机。根据适用范围不同，主要可分为皮肤吻合器和消化道（食道、胃肠等）吻合器等。相对于传统的手工缝合，器械缝合优势如下：操作简单方便，节省手术时间；一次性使用，避免交叉感染；利用钛钉或不锈钢钉（皮肤缝合器）缝合严密、松紧适中；具有不良反应少和有效减少手术并发症等优点。

9 胃癌微创治疗的概念是什么？

微创治疗是近年来医学领域发展起来的一种新兴治疗手段，其代表着未来精准医学发展的新方向。与传统手术相比，微创治疗具有伤口小、瘢痕细、出血少、术后患者疼痛轻、恢复快等特点。胃癌微创治疗是指通过微创手术方式完成胃癌根治术，该治疗方式同样具备切口小、创伤小、恢复快、痛苦少等优势。胃癌微创治疗包括内镜下切除（适合部分早期胃癌）和腹腔镜、机器人等微创治疗。内镜下切除的早期胃癌的类型：小于 3 cm、分化良好的黏膜内癌，以及小于 2 cm、分化良好的黏膜下层癌。

腹腔镜、机器人等微创手术适应证包括：① 胃癌探查及分期；② 胃癌肿瘤浸润深度＜ T4a 期并可达到 D2 根治性切除术要求；③ 胃癌术前分期为Ⅰ、Ⅱ、ⅢA 期；④ 晚期胃癌短路手术。

可作为临床探索性手术的适应证有：① 胃癌术前评估肿瘤浸润深度为 T4a 期并可达到 D2 根治性切除术要求；② 晚期胃癌姑息性胃切除术。

10 什么是腹腔镜胃癌根治术?

腹腔镜胃癌根治术是通过全高清数字腹腔镜,清晰、准确地观察肿瘤病变部位与周围毗邻组织的解剖关系及有无局部及远处转移情况,进而完整切除肿瘤,有效减少术中损伤,达到根治性胃癌切除的手术方法。腹腔镜胃癌根治术不仅具有创伤小、术后恢复快、对患者免疫功能影响小的特点,且具有能够在腹腔镜下完成胃周组织的解剖分离、胃癌肿瘤组织的整块切除、区域淋巴结的彻底清扫、复杂消化道的重建等一系列技术优势,而且超声刀的良好凝固作用能减少淋巴结清扫过程中肿瘤细胞自淋巴管的脱落,是根治早期胃癌及部分进展期胃癌安全可行的手术方式。腹腔镜胃癌根治术已成为部分发达国家对早期胃癌患者治疗的标准方案之一,其治疗效果确定,5 年生存率同开腹手术相比无显著差异。随着腹腔镜胃癌根治术逐渐成为胃癌手术治疗的趋势,其得到了胃肠外科医师的普遍认可。手术禁忌证包括对于肿瘤浸润在 T2 以上的胃癌进展期患者,伴大面积浆膜层受侵,或肿瘤直径大于 10 cm,或淋巴结转移灶融合,或肿瘤与周围组织器官广泛浸润者;胃癌急诊手术(如上消化道大出血);有严重心、肺、肝、肾疾病,不能耐受手术者;凝血功能障碍;妊娠期患者;不能耐受 CO_2 气腹者。

腹腔镜胃癌根治术遵循传统开腹手术的肿瘤根治原则,强调肿瘤及周围组织的整块切除、肿瘤操作的非接触、足够的切缘、彻底的淋巴结清扫,因此同样能够达到根治的效果。

11　机器人手术有哪些优点和缺点？

机器人手术是集多项现代高科技手段于一体的综合性手术方式，其设计的理念是通过使用微创的方法，实施复杂的外科手术，其主要用于心脏和前列腺等外科手术。如达芬奇机器人手术平台由三部分组成：医生控制台、床旁机械臂系统、成像系统。其优势有：由于机器人使用精细的手术器械，尺寸以厘米级计算，使手术非常精准，且手术创口小，出血少，术后恢复时间简短；缝合、打结技术高超。其劣势有：不能进行牵涉敏感神经的手术，价格高于传统手术，可能存在未知的安全问题。

机器人手术的适应证有：胃癌肿瘤浸润深度≤ T4a 期；胃癌术前、术中分期为Ⅰ、Ⅱ期者；对于胃癌手术经验丰富、机器人操作熟练的医师，可用于分期为Ⅲ期。禁忌证包括：不能耐受气腹或无法建立气腹者；淋巴结转移灶融合并包绕重要血管者；有严重心、肺、肝、肾疾病，不能耐受手术或麻醉者；腹腔内广泛粘连者；胃癌穿孔、大出血等急诊手术；严重凝血功能障碍者；妊娠期患者。

12　什么是胃癌的内镜下黏膜切除术？

胃癌的内镜下黏膜切除（EMR）或早期胃癌内镜下黏膜剥离术（ESD），是指在胃癌的黏膜下层内注射药物形成液体垫后切取大块黏膜组织的方法。

EMR/ESD 主要治疗胃肠道等消化道病变：① 早期癌，结合胃肠外科医师临床经验，病变染色、放大和超声等其他内镜检查方法，明确肿瘤局限在黏膜层，且黏膜下层无淋巴转移；② 巨大平坦息肉，超过 2 cm 的平坦息肉；③ 黏膜下肿瘤，超声内镜诊断的脂肪瘤、间质瘤和类癌等，如位置较浅（来源于黏膜肌层和黏膜下层）。

　　早期胃癌定义为肿瘤的浸润局限于黏膜层或黏膜下层，不论病灶大小及有无淋巴结转移。与传统外科手术相比，EMR/ESD 治疗早期胃癌具有创伤小、费用低、并发症少、恢复快且术后患者生存质量高等优势，目前已经成为早期胃癌的首选治疗方法。然而 EMR/ESD 要取得与外科手术一样的治疗效果，其前提是早期病变须一次完全切除，且病变无淋巴结转移风险，即达到治愈性切除的标准。

13　局部切除术后哪些胃癌患者需要行补救性手术？

　　EMR/ESD 术后需进一步行补救性手术患者包括：① 非完全切除，包括非整块切除和（或）切缘阳性；② 存在引起淋巴结转移风险的相关危险因素，如黏膜下侵及深度超过 500 μm、脉管浸润、肿瘤分化程度较差等；③ 局部复发。

14　胃癌远处转移后手术治疗还有意义吗？

　　胃癌发生远处转移并不意味着失去手术治疗的机会，晚期胃癌易发生腹膜转移，其次才是肝转移，胃癌发生肝转移时多已伴有腹膜转移、淋巴结转移，乃至侵及毗邻脏器。如胃癌仅发生肝脏的单个转移灶、局限于半肝或肝叶的转移灶、直径小于 4 cm 的转移灶或仅转移至胰腺毗邻脏器等，在完成胃癌 R0 切除的同时，在术前评估完善下进行同期联合脏器切除术，手术后需进行辅助化疗。针对肿块大于 5 cm 肝转移灶，可行胃癌根治术，术后辅助肝脏动脉灌注化疗联合射频或微波消融。即使是晚期胃癌，无法行根治性手术，但行肿瘤切除术，可消除肿瘤可能引起的出血、穿孔、梗阻等并发症，减少肿瘤所产生的毒素对人体带来的不利影响，常能起到减轻患者症状、提高患者生活质量、延长生存期的效果。

15　胃癌在什么情况下需要联合脏器切除？

　　胃癌联合脏器切除属于一种手术范围广泛、创面和创伤巨大的手术，胃癌联合脏器切除的前提是胃癌能否做到 R0 切除，即切缘镜下无肿瘤细胞，如果不能做到 R0 切除，则胃癌联合脏器切除患者也并不能获益。适应证包括：① 清扫淋巴结而实施的联合脏器切除，如为清扫脾门周围 Nos.10、Nos.11 组淋巴结而施行联合胰体尾及脾切除的胃癌根治术；② 胃癌直接侵犯邻近器官，如脾、胰腺、肝脏及脾脏等，患者需接受联合脾、部分胰腺以及部分肝切除等手术；③ 胃癌发生远处转移，需联合切除远处转移灶，如胃癌肝转移者需接受联合部分肝脏切除的胃癌手术，而最常见的联合切除的器官为脾脏、部分胰腺及部分肝脏。

16　什么是胃癌姑息性手术？什么是旁路手术？什么是空肠造瘘术？

　　胃癌姑息性手术是针对晚期胃癌的患者，此时已经失去了根治性的手术机会，而姑息性手术治疗主要作用是减少并发症，主要包括两类，一是不可切除原发病灶的姑息性手术，另一个是能够切除原发病灶的姑息性手术。

胃旁路手术全名为"Roux-en-Y 胃旁路手术"，这是一种改变肠道结构、关闭大部分胃功能的手术。手术过程中将患者的胃分成上下两部分，使用胃部的 1/6～1/10 容纳食物，胃的切口处接上截取的一段小肠，重新排列小肠的位置，改变食物经过消化道的途径，可用于减缓胃排空速度，缩短小肠，降低吸收，也可应用于晚期胃癌无法手术切除患者引起的梗阻症状。

空肠造瘘术属于暂时性造瘘术，多用于插管式造瘘，即将空肠营养管置入空肠内，经腹壁引出并固定。空肠造瘘术主要适应证包括：①幽门梗阻、十二指肠瘘、胃肠吻合口瘘、营养不良者；②食管狭窄，不能进食、全身营养不良，而狭窄又不能用手术解除者；③胰头、壶腹癌致梗阻性黄疸，无法施行切除术，行胆道内引流术又无条件时，胆汁可经胆道外引流，再自空肠造瘘返入肠腔；④急性重型胰腺炎术后估计短期内不能进食，可经空肠造瘘补充营养。

17 胃癌术后复发、转移有哪些形式和表现？

根据患者的病情不同，胃癌患者术后复发症状表现不同。胃癌术后复发症状包括胃区疼痛或类似消化性溃疡疼痛，进食后可以缓解；上腹部饱胀感；沉重感、厌食；恶心、呕吐、腹泻、消瘦、贫血、水肿、发热等。累及幽门时可引起恶心、呕吐等幽门梗阻症状。胃癌转移可引起腹水、肝大、黄疸及肺、脑、心、前列腺、卵巢、骨髓等的转移而出现相应症状，常表现为咳嗽、气短、咯痰、咯血及胸痛等不良的临床症状。

　　胃癌术后复发治疗原则：首先考虑能否再次手术，切除肿瘤。一般来说，胃癌术后复发分为两种情况，一是局部复发，二是局部复发并远处转移，一般来说只是局部复发的胃癌多数还是可以再次进行二次手术切除。再次手术的先决条件有：① 经过全身检查，无明显其他器官转移，无腹腔种植转移，无腹水；② 通过营养支持，营养状况改善，患者基础情况可耐受手术。经术前评估表明不能手术切除，或者经过手术证实不能切除，则行保守措施；基础状况差，营养状况差，可先进行营养支持，待营养状况改善后，可选择化疗和免疫治疗及其他治疗；营养状况好的，可直接选择化疗和免疫治疗及其他治疗。

18　晚期胃癌患者和终末期应该怎样治疗？

　　晚期胃癌和终末期胃癌的手术治疗为姑息性手术，由于肿瘤浸润或转移造成肿瘤未能被彻底切除，手术治疗仅能缓解症状和解除梗阻出血等并发症，分为切除原发癌的姑息性胃切除和不能切除原发癌的短路手术；对于不能手术的晚期胃癌，应以全身化疗为主。与最佳支持治疗相比，化疗能改善部分患者的生活质量，延长生存期。晚期胃癌化疗目前仍没有公认的标准化疗方案，有单药方案也有多药联合方案。晚期胃癌容易发生梗阻、出血、穿孔等并发症，因而在无法根治肿瘤时，选择创伤小并且能够解决并发症的手段非常重要。姑息性治疗是肿瘤综合治疗不可分割的一部分，主要包括评估和有效处理各种症状，以及为患者及家属提供社会心理支持，需要多学科专业人员相互协作。

19 为什么胃癌需要多学科协助治疗?

多学科协助治疗又称 MDT,其定义为"两个以上的相关学科组成固定的工作组,针对某种疾病进行定期、定时的临床讨论会议,提出临床诊断与治疗方案"。该模式把具有各专业知识、技能和经验的专家聚集在一起,以患者为中心,为患者提供高质量的诊断和治疗意见建议。患者首次就诊时即需要进行 MDT 讨论,专家组成员包括肿瘤内科、肿瘤外科、放疗科、消化科、放射科和病理科等,以后在治疗过程中的每个阶段,特别是无法确定是否要进行某种特殊治疗的情况下,都需要专家组针对患者当时的具体病情进行讨论和分析,确定治疗方案。

胃癌行多学科综合治疗,首先,可以提高胃癌分期的准确率,由于胃癌分期不同,治疗效果有较大的差异,而准确的诊断对于选择患者的治疗方案有着至关重要的作用。在 MDT 中,内镜专家可以发现早期可疑病灶,对于临床上高度怀疑胃癌的病例,病理学专家对组织取材和显微镜下结构进行仔细观察和分析,必要时组织病理学专家进行会诊和免疫组化或基因检测,从而在早期做出正确的诊断。胃癌术前分期,不仅有赖于影像学专家,而且需要内镜、超声的专家共同分析,从而做出合理的术前分期,为制订临床方案奠定坚实的基础。各学科在 MDT 会议时综合以上各学科资料做出最终的胃癌临床分期判断。其次,MDT 根据诊断和分期结合患者个体情况制定最适宜个体化的治疗方案,有望获得最佳的治疗效果。外科专家提出手术时机和手术方式等方面的建议,肿瘤内科专家提出新辅助或转化化疗等治疗方案,放射治疗专家和病理学专家、消化科专家从各自专业的看法提出合理的建议等。最终，共同制订最佳的治疗方案。

20 怎么科学处理胃癌晚期疼痛？

胃癌晚期疼痛处理包括药物止痛和非药物止痛。

药物止痛：根据疼痛分级，可采用三阶段用药方法进行治疗，若阿司匹林止痛效果差，依次阶梯用药，选用可待因片、吗啡等，具体为：

（1）一般可忍受，能正常生活、睡眠基本不受干扰的轻度癌痛。常用药物：非甾体类抗炎镇痛药，如阿司匹林、扑热息痛、加合百服宁、布洛芬、消炎痛等。

（2）常为持续性疼痛，睡眠已受到干扰，食欲有所减退。常用药物：可待因、强痛定、曲马多、双克因等。

（3）剧烈疼痛睡眠和饮食受到严重干扰，晚间入睡困难、疼痛加剧。常用药物为强效阿片类药物。

非药物止痛主要包括：手术（神经阻滞术或针对病灶的手术）、放疗、化疗等治疗手段；骨转移灶的治疗包括：同位素治疗；精神安慰；冷敷、热敷等物理止痛方法。

参考文献

[1]　路春雷，梁洪，亓健.腹腔镜检查在进展期胃癌的应用价值［J］.宁夏医学杂志，2003，25（6）：347-348.

[2]　杨秋蒙.腹腔镜检查在胃癌诊断的应用［J］.外科理论与实践，1997（3）：81.

[3]　刘宏斌，韩晓鹏，朱万坤，等.腹腔镜在进展期胃癌中的应用［J］.

医学研究杂志，2011，40（3）：48-50.

[4] 余国庆，赫永金，许迪锋.腹腔镜在胃癌患者术前分期的诊断应用 [J].全科医学临床与教育，2013（5）：567-568.

[5] 夏加增，朱正纲.免疫组化检测胃癌淋巴结微转移的意义[J].世界 华人消化杂志，2000，8（10）：1113-1116.

[6] 胡祥.胃癌的临床分期及其重要意义[J].中国实用外科杂志，2011， 31（8）：652-656.

[7] 张延龄.胃癌分期的临床应用（文献综述）[J].国际外科学杂志， 1996（2）：75-77.

[8] 张海燕，孙立波.胃癌术前分期诊断的研究进展[J].中国普外基础 与临床杂志，2010，17（1）：34-36.

[9] 张军明，张成武.胃癌相关肿瘤标志物的研究现状与进展[J].大家 健康旬刊，2016，10（1）：292-293.

[10] 荣维淇，吴健雄.胃癌早期诊断的研究进展[J].中国肿瘤临床与康 复，2006，13（5）：469-472.

[11] 孙立伶，陆文奇.胃癌肿瘤标志物的研究新进展[J].当代医学， 2010，16（27）：10-11.

[12] 陈立.无痛胃镜与普通胃镜检查的比较[J].中国内镜杂志，2012， 18（2）：220-222.

[13] 王洋，王欢，莫佳美，等.血清肿瘤标志物在胃癌诊断中的价值 [J].现代肿瘤医学，2014，22（4）：883-885.

[14] 所剑，王大广，刘泽锋.早期胃癌诊断和治疗[J].中国实用外科杂 志，2011（8）：717-719.

[15] 冯春善.早期胃癌诊治综述[J].中国社区医师：医学专业，2010， 12（27）：25-27.

[16] 崔莹，张建，方艺，等.PET/CT在诊断胃癌与胃良性病灶中的价值 [J].医学影像学杂志，2014（4）：557-561.

[17] 陈孝平，汪建平.外科学.[M].8版.北京：人民卫生出版社，2013.

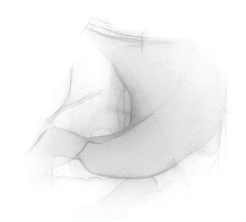

第四部分

胃癌的化学治疗

1 **胃癌手术的术后需要哪些后续治疗？**

部分早期胃癌患者术后只需定期随访即可。根据术后病理分期，多数患者还需要接受辅助治疗（包括化疗、放疗、靶向治疗、生物治疗、中医治疗等）。如果已有远处转移，根据患者具体情况，可选择化疗、放疗、姑息手术、中医及支持治疗等。

2 **什么是化疗？**

化疗是化学药物治疗的简称，是利用化学药物阻止癌细胞的增殖、浸润、转移，直至最终杀灭癌细胞的一种治疗方式。它是一种全身性治疗手段，和手术、放疗一起，并称为癌症的三大治疗手段。由于化疗药物的选择性不强，在杀灭癌细胞的同时也会不可避免地损伤人体正常的细胞，从而出现药物的不良反应。因此，在进行化疗的时候，一方面希望能够达到最佳的抗肿瘤作用，另一方面也要注意预防和识别化疗药物的不良反应。

3 **化疗有什么不良反应？**

化疗是利用化学物质干扰癌细胞复制 DNA 的能力而阻止其增殖或诱发其死亡，在患者对化疗的毒副作用能耐受的情况下，通过反复多次给药，最大限度地消灭癌细胞，以达到部分或完全控制肿瘤的目的。但由于化疗药物对癌细胞的选择性差，对癌细胞和正常细胞均有毒性作用，除了能杀癌细胞外，同时对正常组织细胞、器官功能有明显损害作用。

化疗的主要不良反应表现为：

（1）骨髓抑制。主要为剂量限制性毒性，表现为白细胞、中性粒细胞、血小板的下降，影响化疗治疗效果。

（2）消化道反应。主要包括恶性呕吐、腹泻、便秘、口腔炎、舌炎、食管炎等。

（3）脱发。大多数抗肿瘤药可损害头皮毛囊细胞，引起不同程度的脱发。其中紫杉类、环碟醯胺、惠环类、依托泊苷及其衍生物比较明显。一般停止化疗后，头发仍能再生。

（4）肾毒性。

（5）心脏毒性。

（6）神经毒性。以长春碱类、顺销、奥沙利钴、紫杉醇类、卡培他滨等最常见。神经毒性主要为外周神经病变和中枢神经系统病变。外周神经病变常见为手足综合征，主要表现为手套样感觉异常或迟钝，手足末梢麻木感等，遇冷后或加重，外周神经炎等。

（7）肝毒性。主要表现为转氨酶升高和胆红素的升高。

（8）生殖及内分泌毒性。某些抗肿瘤药物可影响生殖细胞生成，引起女性永久性卵巢功能障碍、闭经，男性不育；孕妇还可引起流产或畸胎等。化疗药物可影响内分泌功能，主要包括糖、脂和无机物代谢异常、代谢性骨病、生长激素异常、肾上腺功能紊乱、甲状腺机能减退等。

（9）过敏：化疗引起的过敏反应表现为皮渗和药物热，以紫杉醇类、培美曲塞、长春碱类、吉西他滨较为常见。

化疗的远期反应如下。

（1）肺毒性：间质性肺炎，肺纤维化。

（2）心功能不全：可因蒽环类药物（ADM）和其他蒽环类药物积蓄而引起。

（3）中枢神经系统的变性改变。

（4）性、生殖器官的损害：不育、女性闭经。

（5）第二肿瘤出现：尤其在长期、连续应用大量化疗药物后，可引发白血病。

4 什么是胃癌化疗？

胃癌化疗（化学药物治疗）即用化学合成药物治疗疾病的方法，这些特殊的药物可以杀灭肿瘤细胞，有时称为细胞毒药物。化疗是目前治疗肿瘤及某些自身免疫性疾病的主要手段之一。化疗不能完全代替手术，对待不同病情的患者，化疗表现出不同的作用。临床上化疗分为以下几类：① 姑息性化疗；② 根治性化疗；③ 辅助化疗；④ 新辅助化疗；⑤ 肿瘤转化治疗。

化疗可与放疗、生物靶向治疗、中医治疗、支持治疗等结合。

国产化疗药的疗效和进口药物的疗效有什么区别？

胃癌常用的化疗药物包括：卡培他滨，S-1，紫杉醇，伊立替康，奥沙利铂，5-氟尿嘧啶，亚叶酸钙，顺铂等。目前基本上化疗药物都已全部进入医保，且都有国产药物，一个疗程总的花费在 8 000～15 000 元，自付部分按照当地医保政策为准。目前无明确的资料证明两种化疗药物的优劣，但从临床观察来看，国产化疗药物与同类进口药物在疗效、不良反应方面相差无几。胃癌的化疗方案在不同的医院大体一致，都有根据不同情况制定的临床指南，但在具体治疗时需要根据患者的个体情况进行制定和调整。

5 什么样的胃癌患者需要化疗?

胃癌根据病情可分为四期（早期胃癌不需要化疗），化疗一般针对进展期胃癌及晚期胃癌患者。但对于早期胃癌有以下情况者应给予酌情化疗：① 病理类型恶性程度高，比如印戒细胞癌、低分化腺癌；② 存在脉管癌栓或淋巴结转移；③ 浅表广泛型癌灶面积大于 5 cm^2；④ 多发癌灶；⑤ 青年患者。

化疗一般包括针对术前患者的新辅助化疗和针对术后患者的辅助化疗，也可作为晚期患者的姑息化疗。术后无并发症，恢复良好即可于术后 2～4 周开始辅助化疗。新辅助化疗一般选择确诊为胃癌，且排除远处转移的进展期胃癌患者，术前给予 2～4 个周期的联合化疗，术后 1 个月再给予 4～6 个周期的辅助化疗。

化疗对胃癌患者可以达到以下作用：术前新辅助化疗使病灶局限，提高手术切除率，减少术中肿瘤细胞播散、种植的机会；根治术后辅助化疗可以消灭可能存在的残留病灶以防止复发转移；姑息术后的化疗可以控制病情发展，延长生存期。

近年来对肿瘤转移时间的看法与过去明显不同，过去认为肿瘤开始时仅是局部疾病，以后才向周围侵犯，先由淋巴结转移，最后经血液导致全身转移，因此治疗肿瘤的关键是早期将肿瘤彻底切除，手术范围力求广泛。但近年来，医学界已认识到肿瘤发生后，肿瘤细胞不断自瘤体脱落并进入血液循环，其中的大部分虽然能被身体的免疫防御机制所消灭，但有少数未被消灭的肿瘤细胞却会成为复发和转移的根源，因此当临床发现肿瘤并进行手术时，事实上大部分患者已有远处转移，因此手术后应当在早期配合全身化疗，力求消灭已转移的微小病灶。

6　为什么化疗期间有的肿瘤会继续长大？

化疗期间有的肿瘤可能会继续长大，具体可根据肿瘤疗效标准进行评估。肿瘤病灶基线分为可测量病灶（至少有一个可测量病灶），即用常规技术，病灶直径长度大于 20 mm 或螺旋 CT 检查大于 10 mm 的可以精确测量的病灶。不可测量病灶为所有其他病变（包括小病灶，即常规技术长径 <20 mm 或螺旋 CT< 10 mm），包括骨病灶、脑膜病变、腹水、胸腔积液、心包积液、炎症乳腺癌、皮肤或肺的癌性淋巴管炎、影像学不能确诊和随诊的腹部肿块和囊性病灶。

肿瘤继续长大分为两种情况。一种为肿瘤基线病灶：长径总和有增加但未达疾病进展，为稳定状态；另一种是疾病进展，肿瘤基线长径超过原先的 20% 或出现新病灶，为化疗失败。影响化疗效果的一个重要原因是肿瘤产生了对化疗药物的耐药性。有些肿瘤细胞一开始对抗肿瘤药物就具有抗药性，称天然耐药性。一般来说，对一种抗肿瘤药物产生抗药性之后，对不是同一类药物仍敏感，然而还有一些肿瘤细胞对一种抗肿瘤药物产生耐药性，同时对其他非同类药物也产生抗药性，即多药耐药性。

7 目前胃癌常用的化疗方案有哪些？

单药化疗：卡培他滨，S-1，紫杉醇，伊立替康。

联合化疗：① FAM 方案，5-氟尿嘧啶＋阿霉素＋丝裂霉素；② ECF 方案，表阿霉素＋顺铂＋5-氟尿嘧啶；③ EAP 方案，阿霉素＋顺铂；④ LEFP 方案，亚叶酸钙＋5-氟尿嘧啶＋表阿霉素＋顺铂；⑤ PELF 方案（每周），顺铂＋表阿霉素＋亚叶酸钙＋5-氟尿嘧啶；⑥ HEFL 方案，羟基喜树碱＋VP-16：依托泊苷＋醛氢叶酸＋5-氟尿嘧啶；⑦ PFC 方案，紫杉醇＋5-氟尿嘧啶＋顺铂；⑧ FOLFOX 方案，奥沙利铂＋5-氟尿嘧啶＋亚叶酸钙；⑨ SOX 方案，奥沙利铂＋替吉奥胶囊；⑩ XELOX，奥沙利铂＋卡培他滨；⑪ FOLFIRI，伊立替康＋亚叶酸钙＋5-氟尿嘧啶。

SOX 方案的主要药物是奥沙利铂＋替吉奥。替吉奥是新一代的氟尿嘧啶复方制剂，由替加氟、吉莫斯特、奥替拉西组成。SOX 方案与其他化疗方案不同之处在于有效性不劣于其他方案，而且安全性更高。

8 胃癌患者怎么选择化疗药物？

不同的化疗药物对不同的人有不同的效果，因而需要制订符合个体差异的化疗方案。随着人们对肿瘤生物学认识的深入，胃癌的治疗将采取个体化治疗的方式，未来的治疗方案将更会因人而异。

　　胃癌患者的化疗应根据患者的病理类型、肿瘤分期及患者自身体力情况等制订化疗方案。一般掌握以下原则：

　　（1）化疗方案的选择，剂量的考虑，既要尊重循证医学的指导，又要考虑病人的个体情况。

　　（2）对手术后的患者，不要过于积极化疗。对于孤立转移的小肿瘤，应谨慎化疗。

　　（3）对于进展期或晚期癌症的化疗，要见好就收，或采取"打打停停"战略。

　　（4）要做到化疗获益大于风险，辅助治疗必不可少。

　　（5）要指出的是，化疗有个前提，患者的身体状况必须要能承受，这样才不会因小失大，才能做到获益大于风险。

9　如何面对化疗不良反应？

　　面对化疗不良反应，胃癌患者应保持心情放松。精神过度紧张和焦虑会影响正常饮食和睡眠，降低机体的抵抗力，促使癌症更快发展。因此，患者应调整作息，加强营养，增强自身的抵抗力。

　　化疗期间胃癌患者在饮食上要加强营养，同时要适度运动，不要去人多密集的地方，防止感冒。如有发热、咽痛、口干、乏力等症状及时就诊或与医生联系。

　　化疗期间需注意保持情绪稳定，以减轻不良反应，取得最好的疗效，要合理安排饮食，注意保护皮肤，禁用有刺激性的洗涤用品。如有脱发的情况出现，需加强对头皮的保护，防治暴晒。女性肿瘤患者在接受化疗期间要避免怀孕。还要防止感染，由于化疗药物可以不同程度地抑制人体的骨髓和免疫功能，使机体的抗病能力下降，因而容易使患者发生多种感染性疾病。

患者化疗期间宜合理搭配饮食，适当清淡，少食多餐，每日5～6次，在1天中最不易恶心的时间多进食（多在清晨）。进食前和进食后尽量少饮水。餐后勿立即躺下，以免食物反流，引起恶心。忌酒，勿食甜、腻、辣和油炸食品。少食含色氨酸丰富的食物，比如香蕉、核桃和茄子。

10 什么是腹腔内温热化疗？

部分肿瘤发展到一定阶段，病变累及浆膜，就可能出现浆膜面癌细胞的脱落，成为腹腔内游离癌细胞，引起腹腔种植。腹腔内温热化疗（IPCH）是将化疗药物与大容量灌注液混合加热后，持续循环恒温灌注入患者腹腔内，并维持一定时间，通过热化疗的协同作用和大容量灌注冲刷作用，有效地杀灭和清除腹腔内的癌细胞和微小转移灶，预防和治疗腹膜转移癌。其治疗机制主要是基于热疗对肿瘤细胞的直接毒性作用，对抗肿瘤药物细胞毒性的提升作用以及腹膜腔内化疗给药的药代动力学优势。腹腔内温热化疗的机制包括腹腔灌注化疗、热疗以及两者相协同三方面。适应证包括以下几方面：① 术中腹腔内肿瘤细胞检测为阳性；② 侵及浆膜或被膜的腹腔内恶性肿瘤可手术根治者，尤适于进展期胃、肠、肝、胆、胰、卵巢、子宫等恶性肿瘤；③ 腹膜有散在的转移癌灶，但局限于腹腔内，可以完全、彻底切除；④ 手术后腹腔内复发转移者，结合再手术应用；⑤ 腹腔温热化疗的温度一般控制在42～45℃。

腹腔内温热化疗一般选择什么样的化疗药？

进展期胃癌术后的腹膜复发率约为 50%。由于传统治疗方法，如手术、放疗、化疗等对腹膜转移灶的疗效不显著，故如何采取积极有效的措施，以防治胃癌腹膜转移复发已成为当今肿瘤外科急待解决的一个重要课题。近年发展起来的腹腔内温热化疗技术是目前颇受重视的治疗手段，它综合了区域性化疗、热疗的抗癌作用，并充分利用了热疗与化疗的协同作用。

用于腹腔内温热化疗的药物首先要能穿透腹腔膜表面和肿瘤结节，小分子药物、亲水性药物具有优势，但是在肿瘤区域的药物浓度不高且滞留时间短，不能充分发挥抗肿瘤作用。目前最常用的腹腔灌注药物有 5-氟尿嘧啶、顺铂、紫杉醇、氟尿嘧啶和平阳霉素等。

腹腔内温热化疗（IPCH）主要在胃肠道癌瘤切除术毕后即刻开始，且仍需在全麻状态下进行。首先，给患者头枕冰袋，背垫冷水袋，使体温降至 31.0～32.0℃，其目的在于避免因腹腔内升温对大脑神经中枢造成不利影响。然后分别在左、右膈下腔隙内（输入端）和盆腔 Douglas 窝（输出端）置无菌硅胶管（内径 0.8 cm、外径 1.0 cm）3～5 根，连接于一可调温灌流驱动装置，使灌流驱动装置、管道及腹腔组成一个循环系统。操作时需注意：①控制腹腔内输入、输出端灌流液温度分别在 44.0～49.0℃和 41.0～43.0℃之间，使腹腔内液体的温度恒定在 43.0±1.0℃，以确保疗效和安全性达到最佳状态；②通常 IPCH 的治疗时间维持在 1～2 小时，故选用的化疗药物应不依赖于细胞增殖周期，而以具有直接细胞毒作用的药物为宜，比如 MMC、CDDP 或依托泊苷（etoposide）等。

12 胃癌化疗期间如何进行饮食护理？

（1）合理饮食，均衡营养：胃癌全胃切除术后，由于胃功能完全丧失，影响了食物的消化吸收，导致不同程度的营养不良，并常伴有上腹闷胀不适、恶心、呕吐、腹泻、倾倒等综合征及反流性食管炎、铁和钙离子的吸收障碍等症状，体质虚弱，化疗后更是产生一系列不良反应，给患者带来更多心理上的担心、紧张和恐惧。因此应关心、理解、尊重、同情患者，向其耐心讲解化疗期间注意事项，若有不良反应应给予相应处理。饮食应少量多餐，以高蛋白、高热量的食物为主，均衡营养，合理饮食。

（2）恶心、呕吐的饮食护理：多数胃癌患者在用药 1～6 小时后出现不同程度的恶心、呕吐和厌食，少数出现迟发性反应。应按医嘱在化疗前后常规给予格拉斯琼或阿扎司琼等止吐药物。另外，根据患者个体情况调整进食时间，少量多餐，清淡饮食，避免吃气味太浓、油腻、易产气的食物。多数胃全切术后患者都或轻或重地有食管反流的症状，饭后不要立即平卧，睡眠时将床头抬高 10°～20° 角，同时家属也不要在患者房间吃气味太浓的食物，以免对患者产生不良刺激，尽量让患者保持良好的情绪。

（3）腹泻的饮食护理：胃癌化疗后会出现腹泻症状，此时应及时告诉医生，按医嘱应用止泻药物。护理上应注意观察大便的次数、量、性状等，保持肛周清洁、干燥，每次便后用温水清洗，预防感染。认真观察病情变化，注意保持水电解质平衡。在饮食方面，可指导患者选择易消化、高蛋白、高糖、低脂肪的食物，避免刺激性、高渗性食物以及过冷、过热、产气性食物。

（4）便秘的饮食护理：胃癌患者由于身体虚弱、活动量少、化疗药物的不良反应、饮食结构不合理、肠蠕动变慢等原因容易产生便秘。因此开始化疗前应了解患者以往排便习惯和使用缓泻剂的状况，每天记录排便情况，鼓励患者多食蔬菜、豆类及粗粮，喝足够的水，每日清晨用温开水冲服一些蜂蜜，多活动，养成定时排便的习惯。

需要说明的是，即使再周全的食疗也只能起到辅助作用，因为食疗是一种补助措施，不具有主动的控制能力。要从本质上改变化疗不良反应过大的问题，需要结合专业的抗放化疗中药物。

13　化疗患者为什么常会出现呕吐?

恶心呕吐是抗肿瘤药物最常见的不良反应，影响患者的进食、饮水和情绪，严重者可导致患者脱水、电解质紊乱和营养障碍，致使有些患者产生恐惧心理，甚至不得不中止化疗。按呕吐与化疗的时间关系，以化疗后 24 小时为分水岭，24 小时内的呕吐称为急性呕吐，24 小时后的呕吐称为延迟性呕吐，当然还有一部分患者还没使用化疗药就极其紧张而出现呕吐，这种称为预期性呕吐，是一种类似条件反射的呕吐。之所以这么分类，是因为处理措施各不相同。

化疗药物、方案和患者自身状况均可导致恶心呕吐的发生。化疗方案中化疗药物的自身催吐潜能在呕吐中是最重要的因素；每一种药物的剂量强度、剂量密度、输注速度和给药途径等不同，其催吐潜能也不尽相同。与化疗相关呕吐有关的患者自身因素，包括性别、年龄、酒精摄入史、焦虑、体力状况、晕动病、基础疾病以及既往化疗的呕吐控制等。

14 化疗期间出现呕吐、呕血应该怎么办？

化疗期间若出现呕吐应注意调整饮食结构，避免甜食、过稀饮食、油腻食物，房间通气，避免异味。必要时在医生指导下服用吗丁啉（多潘立酮）、胃复安（甲氧氯普胺）、劳拉西泮等药物。良好的生活方式也能缓解恶心/呕吐，比如少吃多餐，选择健康有益的食物，控制食量，不吃冰冷或过热的食物，保持大便通畅等。如果出现呕血，则需要及时就医。

15 化疗所致呕吐分为哪几类？

按照发生时间，化疗所致呕吐通常可以分为急性、延迟性、预期性、爆发性及难治性5种类型。急性恶心呕吐一般发生在给药数分钟至数小时内，并在给药后5～6小时达高峰，但多在24小时内缓解。延迟性恶心呕吐多在化疗24小时之后发生，常见于顺铂、卡铂、环磷酰胺和阿霉素化疗时，可持续数天。预期性恶心呕吐是指患者在前一次化疗时经历了难以控制的呕吐之后，在下一次化疗开始之前即发生的恶心呕吐，是一种条件反射，主要由于精神、心理因素等引起。预期性恶心呕吐往往伴随焦虑、抑郁，与以往化疗致呕吐控制不良有关。爆发性呕吐是指即使进行了预防处理但仍出现的呕吐，并需要进行"解救性治疗"。难治性呕吐是指在以往的化疗周期中使用预防性或解救性止吐治疗失败，而在接下来的化疗周期中仍然出现呕吐。

16 胃癌患者术后多久开始化疗？

化疗开始的时间根据患者术后恢复情况而定。若患者术后无并发症、身体恢复良好，即可于手术后 2～4 周开始；但出现术后感染、消化道出血、食欲缺乏，或体质较差者，则应推迟化疗，可通过增加营养、合理饮食、增强机体免疫功能，加强锻炼或理疗，尽快使患者身体状况恢复。

17 化疗的周期是多久？

根据肿瘤的生长规律与特性，为最大限度消灭肿瘤细胞，保护正常细胞，提高疗效，制定合理的化疗方案及周期。因肿瘤疾病的不同，化疗周期与疗程的长短也不尽相同。一般以 3 周或 2 周行一次化疗，完成为一个化疗周期，个别时候是每周给药。化疗间隔时间是根据化疗药代动力学和肿瘤细胞增殖周期设计的。如术后辅助化疗常用的奥沙利铂＋卡培他滨方案，通常采用的是三周化疗方案。三周化疗方案（21 天方案）是：患者第 1 天输注奥沙利铂，大约 2～3 小时就可以输液完毕，随后开始吃两周口服化疗药（卡培他滨），再休息一周，然后开始下一周期化疗。时间分布大概是：第 1 天化疗，第 1 ～ 14 天口服化疗药，第 15 ～ 21 天休息，第 22 天下一周期化疗开始。

18 化疗的患者为什么会感到疲惫？

疲惫是化疗患者的常见症状，定义为在过去几个月内连续两周几乎每天都出现活动能力下降，躯体和心理应对能力下降，需要加强休息。化疗会引起患者食欲缺乏、呕吐，使机体能量摄入减少；排便不通畅、疼痛和失眠加重了身体能量的消耗，机体对能量的需求超过能量供给；同时与化疗引起的白细胞下降、贫血、抑郁等并发症也密切相关。

19 化疗期间患者饮食要注意什么？

化疗期间宜合理搭配饮食，为患者提供高蛋白、高维生素、低脂肪的食物，少食多餐，每日 5 ～ 6 次，在 1 天中最不易恶心的时间多进食（多在清晨）。同时选择禽蛋类、瘦肉类、豆类及其制品为宜，制成流质或半流质。多进食谷类、花生、绿色新鲜蔬菜、水果、果汁等，以补充维生素 C、B 和叶酸等。食物宜清淡、少油、易消化，如稀饭、面包、馒头、包子、鱼肉、鸡蛋、鸡肉、煲汤、土豆、香蕉、果酱等。增加抗癌能力的食物有胡萝卜、西红柿、红薯、深绿色蔬菜和大蒜等，可酌情食用。忌酒，勿食甜、腻、辣和油炸食品。少食含色氨酸丰富的食物，比如香蕉、核桃和茄子。

20　化疗期间为什么患者要注意保暖、预防感冒？

化疗药物不但能杀死癌细胞，还会对人体的正常细胞造成损害，导致免疫力变差；化疗药物会导致白细胞减少、贫血，很容易使患者发生呼吸道感染，出现乏力、发热、咳嗽咳痰等症状。化疗后机体免疫功能低下，应注意避免着凉，防止感冒。

21　化疗期间可以做运动吗？

肿瘤化疗期间患者身体比较虚弱，不适宜做剧烈运动，应以轻度的体育锻炼为主，比如慢跑、散步、太极拳等，适度的运动不仅安全而且有效，可改善患者心肺功能，增强免疫力，提高生活质量。对于接受化疗的癌症生存者，需要降低锻炼的强度。免疫力低下的化疗患者，在血细胞计数未恢复到正常水平之前，应避免到公共体育场所锻炼。

22　胃癌术后患者可以一边化疗一边吃中药吗？

中医药作为肿瘤综合治疗的一部分，在肿瘤治疗的整个过程中，均可以积极参与。胃癌术后一般中西医药物合并使用，中药以扶正为主，可增强人体内的抵抗力，减轻应用化学药物的不良反应。在化疗过程中，中药可减少化疗药物的不良反应，提高化疗的效果。中药可在每次化疗疗程结束与下一疗程开始的期间内使用，主要是扶正抑瘤兼顾，巩固化疗效果，提高生活质量。

23 化疗患者出现白细胞下降，骨髓抑制应该怎么办？

化疗药物是非选择性的细胞毒性药物，几乎所有的化疗药物均有骨髓毒性。化疗药物引起的骨髓毒性具有以下几个特点：① 具有剂量限制性；② 对粒细胞系影响最大，其次为血小板，而红细胞系由于半衰期长，因此所受影响有时不易察觉；③ 随累积剂量的增加，骨髓抑制也逐渐加重，多数患者在化疗过程中骨髓毒性逐步加重，恢复时间逐渐延长，甚至无法恢复至正常。在保证化疗的正常进行、减少化疗的骨髓毒性方面，血细胞生长刺激因子的应用显得尤为重要。目前常用的细胞生长因子包括粒细胞集落刺激因子（G-CSF）、促红细胞生成素（EPO）和血小板生成素（TPO）三类。骨髓抑制患者为防止和减轻骨髓抑制引起的红细胞、白细胞、血小板及血红蛋白等的下降，应食用猪肉、鸭肉、鱼肉及红枣、花生等富含蛋白质的食物，或在医生指导下食用一些阿胶、西洋参等。特别需注意的是，此时患者的免疫功能往往处于低谷，故应注意不要着凉和充分休息。

24 化疗患者为什么要做深静脉置管术？

化疗药在杀伤肿瘤细胞的同时，对正常的组织细胞也有一定的影响。化疗药在进行静脉滴注的过程中，会对血管壁产生较强的刺激。如果通过浅静脉进行化疗，化疗药对静脉壁的刺激会让患者感到疼痛，出现静脉炎等不良反应。药物不慎经浅静脉渗出到周围组织，患者不仅会感到疼痛，有时还会出现组织坏死等较严重的后果。所以行深静脉置管化疗，可最大限度避免上述不良反应，减轻患者不适，包括深静脉置管、输液港植入、外周静脉置入中心静脉导管（PICC）等（见图4-1）。

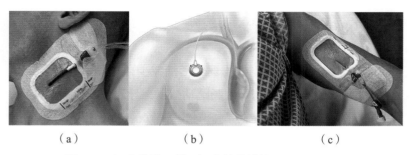

（a） （b） （c）

图4-1 （a）静脉置管；（b）输液港植入；（c）PICC

25 化疗患者检查肝肾功能时应该注意什么？

化疗前后均需进行肝肾功能检查，排除禁忌证；化疗后检查肝肾功能可以进行不良反应评估；每次化疗时与前次进行对比，如较前明显波动，应进一步明确原因。若有呕吐，黄疸，水肿，小便色黄、量少等，须及时就诊检查。在需要进行肝肾功能检查时最好空腹，检查前一天保证充足的休息。

26 化疗会掉头发吗？

化疗期间掉头发是一种常见的不良反应，但并不一定都发生，因化疗药物种类，剂量不同，头发掉落的程度也不尽相同。最常引起脱发的化疗药物有阿霉素、环磷酰胺、氮芥、5-氟尿嘧啶、丝裂霉素等，可引起部分头发或全部头发脱落。顺铂、长春新碱、博来霉素、巯嘌呤等药物，可引起少量或部分头发脱落。

27 化疗患者为什么常常便秘？

一方面，化疗患者身体虚弱，活动减少，化疗期间联合或预防使用的止吐药或止痛药等使肠蠕动减弱，导致便秘。另一方面，化疗期间多有食欲减退、恶心、呕吐等情况，食物摄入过少，无法产生足够的粪便容量和液化食糜，食糜通过肠道速度减慢，水分更多地被肠道吸收，使粪质变硬，排便减少，从而引起便秘。

28 怎样对化疗患者定期随访？

化疗期间随访时间：每次化疗出院后 15 天。随诊内容：视情况进行血常规、血生化、肿瘤标记物、影像学等检查。

化疗结束后推荐随访时间：前 2 年，每 3 个月随访一次。后 3 年，每 6 个月随访一次。5 年之后，每年随访一次。如果时间较为紧张，可以调整为前 2 年每 3～6 个月随访一次。后 3 年每 6～12 个月随访一次。5 年后，一年随访一次。推荐随访项目：影像学检查、血常规、肝肾功能、肿瘤标记物等，每次随访时由临床医生决定。推荐随访医院：具备以上检查项目设备且具备肿瘤专业知识医生的医院。

29　为什么胃癌术后还需要化疗？

　　尽管根治性手术可以切除肉眼可看到的肿瘤与可能有转移的淋巴结，但肉眼无法分辨的微小肿瘤组织或细胞是无法完全清除的，残存的肿瘤细胞在一定条件下可复发。大量的研究已经证明，术后辅助化疗可以降低复发率，延长生存期。除了部分早期胃癌术后或体质不能耐受的患者不需要做化疗外，其他各期胃癌患者术后均需要化疗。

30　为什么说化疗是把"双刃剑"？

　　化疗的这一两面性是由它的作用机理决定的。化疗药物主要通过杀伤细胞的遗传物质脱氧核糖核酸的结构和功能来杀死细胞或抑制细胞生长繁殖。癌细胞的生长繁殖离不开这些遗传物质，正常细胞的生长繁殖同样也离不开这些遗传物质。在现今的化疗药物中，还没有一种只对癌细胞有作用而不对正常细胞产生影响。我们常见的化疗药物对机体的损伤有：脱发、肝肾功能损伤、骨髓抑制、静脉炎等。

31　化疗没有明显不适反应是不是代表效果不佳？

　　没有不适反应并不能说明疗效不佳。一般来说，化疗的毒副反应大，但是每个人的体质、药物耐受性不同，每个患者对化疗的反应也不尽相同，有些比较明显，有些则不明显。化疗是否有效，需综合评价。化疗导致的患者不适可能因人而异。部分患者对化疗没有表现不适，不代表化疗没有效果。

部分患者认为化疗反应大才有效果，这是一个错误观点，其实，化疗反应大小和患者的体质、精神状态、年龄、饮食、疾病进程等有关，和疗效无关。

32 为什么化疗需要 PICC？

PICC 即外周静脉置入中心静脉导管（peripherally inserted central catheter）的缩写，指由外周静脉（贵要静脉、肘正中静脉、头静脉等）穿刺插管，尖端定位于上腔静脉下 1/3 的导管。PICC 口径小、壁薄，具有操作简便、危险性低、并发症少、留置时间长等优点。PICC 置管化疗，减轻了患者反复穿刺造成的痛苦，最大限度地减少了长期化疗引起静脉炎、化疗药物外渗造成组织损伤或坏死的概率，并能保持静脉通畅，有利于化疗周期顺利完成，提高了肿瘤患者的生存质量（见图 4-2）。

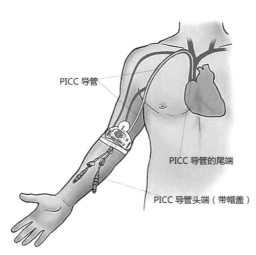

PICC 导管

PICC 导管的尾端

PICC 导管头端（带帽盖）

图 4-2　PICC 示意图

33 什么是术后辅助化疗?

肿瘤切除后应用化疗,可能消灭残存的微小转移病灶,减少肿瘤复发和转移的机会,提高治愈率,这时进行的化学药物治疗称为术后辅助化疗。目前常见的恶性实体肿瘤,如乳腺癌、肺癌、食道癌、胃癌、肠癌等,在指南中均明确推荐术后辅助化疗,罕见肿瘤需要医生根据具体情况决定是否进行术后辅助化疗。辅助化疗前需评估患者的体质状态、血液、影像学等指标。

34 年老体弱者还能化疗吗?

化疗药物毒副作用大,会将部分正常细胞杀死,导致免疫系统破坏,年老体弱者要慎之又慎。一般以下情况应尽量避免化疗,或仅选择口服化疗:身体情况较差、明显消瘦、衰弱;重要脏器,如心脏、肝、肾脏等功能障碍;骨髓移植明显,白细胞、红细胞、血小板明显减少;合并发热、感染、食欲缺乏者。目前,年龄不是癌症患者化疗的禁忌证,在化疗前应充分评估患者的骨髓储备功能、心肺肝肾等脏器功能,若符合化疗条件,则可以进行化疗。相应的是,在化疗期间或化疗后,应注意上述器官功能的变化及预防并发症的发生。

35 怎样评估化疗效果?

化疗疗效的评定主要为药物、肿瘤、机体功能三者的关系。

机体在对药物能耐受的情况下，能客观而全面地反映药物对肿瘤的作用，以近期疗效、缓解期、长期生存期为主要评估指标。如实体瘤疗效评价标准 RECIST 标准：

1）目标病灶的评价

（1）完全缓解（CR）：所有目标病灶消失。

（2）部分缓解（PR）：基线病灶长径总和缩小 ≥ 30%。

（3）进展（PD）：基线病灶长径总和增加 ≥ 20% 或出现新病灶。

（4）稳定（SD）：基线病灶长径总和有缩小但未达 PR 或有增加但未达 PD。

2）非目标病灶的评价

（1）完全缓解（CR）：所有非目标病灶消失和肿瘤标志物水平正常。

（2）稳定（SD）：一个或多个非目标病灶和 / 或肿瘤标志物高于正常持续存在。

（3）进展（PD）：出现一个或多个新病灶或 / 和存在非目标病灶进展。

36 化疗有禁忌证吗？

作为一柄"双刃剑"，化疗对一些患者存在一定禁忌证，包括：一般状况差、衰竭者；严重感染、发热者；肝肾功能异常者；白细胞总数低于 4.0×10^9/L、血红蛋白小于 80×10^9/L、血小板计数低于 80×10^9/L 者；食管、胃肠道有出血、穿孔倾向者；心脏病、肾脏功能不全者；不能配合治疗者；妊娠女性等。

化疗过程中如出现不良反应明显、不能耐受的情况，应及时调整治疗方案或终止化疗。

37　胃癌如何实现个体化治疗？

个体化治疗是结合患者基因组学、药物遗传学和药物基因组学特点，采用特异和最佳的治疗方案进行化疗的方法。个体化治疗可以针对不同基因靶点选择精准治疗药物，提高治疗的针对性，更易获得疗效，最大限度地延长患者生存期。通过基因检测明确基因靶点及病理分型、耐药性，选取合适的治疗药物，是胃癌个体化治疗的关键。但目前分子分型的临床研究多在进行中，希望这些研究能够早日转化至临床，为胃癌的个体化治疗提供新的方向，造福于广大患者。

38　新辅助化疗的目的是什么？

新辅助化疗是指在实施局部治疗方法（如手术或放疗）前所做的全身化疗，目的是使肿块缩小、及早杀灭看不见的转移细胞，以利于后续的手术、放疗等治疗。其目的是：缩小瘤体，减少手术的范围及创伤；使部分无法根治的肿瘤可以通过手术根治；消除潜在的微转移灶，并减少手术中的微小转移；作为体内最好的药物敏感性试验，为以后的辅助治疗提供借鉴；延长患者的无进展生存时间或增加再次手术切除的机会。

39 诊断胃癌后是否应该尽快接受手术治疗?

胃癌一旦经病理明确诊断,应尽快对患者进行全面评估,明确肿瘤侵及范围,是否存在远处转移,有无其他伴发疾病、手术风险。若怀疑腹膜转移,应进行腹腔镜探查和腹腔灌洗液分析等。

新辅助化疗主要的风险:会导致部分对新辅助化疗缺乏敏感性、肿瘤进展迅速进展期的胃癌患者丧失手术机会。另外,部分患者由于新辅助化疗严重的不良反应会导致延误了最佳手术机会。

40 新辅助化疗方案具体怎么操作?

1)方案

(1)ECF:表柔比星 + 顺铂 + 氟尿嘧啶。

(2)DCF:多西他赛 + 顺铂 + 氟尿嘧啶。

(3)EOX:表柔比星 + 奥沙利铂 + 卡培他滨。

(4)XELOX:奥沙利铂 + 卡培他滨。

(5)Mfolfox6:奥沙利铂 + 醛酸叶酸 + 氟尿嘧啶。

2)具体操作

新辅助化疗的周期数目前尚无定论,局部进展期患者一般需要 8~9 周的术前新辅助化疗;对于 T4 或 T3N2 以上分期的患者,可以适当延长化疗时间,需要 8~9 周以上;在新辅助化疗期间,应注意及时评估疗效,部分无效患者尽快转入手术治疗。

3）优点

短期内实现肿瘤降期，有利于提高手术根治性切除的成功概率，判断化疗的敏感性。

 新辅助化疗的"新"体现在哪里？

胃癌的新辅助化疗是指胃癌在施行手术或放疗之前应用的全身性化疗，是胃癌综合治疗的重要组成部分。

新辅助化疗的"新"主要体现在：① 通过术前化疗可以使临床分期降低，提高根治性手术切除率；② 控制术前存在的微小癌灶及亚临床灶；③ 减少控制医源性转移；④ 获得肿瘤的体内药敏资料，为术后判定或选择辅助化疗方案提供依据；⑤ 早期化疗可以防止远处转移；⑥ 对肿瘤迅速进展者免于不必要的手术；⑦ 肿瘤对化疗的反应可作为判断患者预后的指标之一。

胃癌的新辅助化疗有哪些化疗药物？

用于胃癌的新辅助化疗药物通常包括顺铂、表柔比星、氟尿嘧啶（5-FU），这些药组合在一起称为 ECF 方案。由于 5-FU 口服时吸收率不稳定，所以只能用于静脉滴注，而替吉奥和卡培他滨都是能口服的 5-FU 衍生物，可用来替代 5-FU 静脉滴注。如用卡培他滨取代 ECF 方案中的 5-FU，就组成了 ECX 方案。另一个组合方案被称为 EOX 方案，是由表柔比星、奥沙利铂和卡培他滨 3 种药物组成。DC（O）F 也是一种常用的联合方案，是由多西他赛、顺铂（奥沙利铂）和 5-FU 组成。替吉奥可单药口服，或与其他药物如顺铂或奥沙利铂等联合使用，目前替吉奥被认为是治疗胃癌最有效的单药。

43 放疗在胃癌中处于什么地位？

局部不可切除且一般状况较好的胃癌患者，可进行同步放化疗，目的是局部控制肿瘤。对部分肿瘤退缩较好的患者，争取根治性切除。对于术后残留或淋巴结广泛转移，放疗联合化疗可以提高局部控制率，改善生活质量，延长生存期。对于部分一般状况较好的胃癌或胃食管结合部腺癌的患者，存在复发高危的患者，可行局部辅助放疗，以减少局部复发率。

44 胃癌患者应该怎样选择合适的放疗方案？

一般分为术前、术中、术后、单纯和姑息放疗。

术前放疗的适应证：适用于Ⅰ、Ⅱ期的患者，根治性切除有一定困难的患者。

术中放疗的适应证：Ⅱ、Ⅲ期，N2～N3 的，肿瘤侵犯浆膜层的术后瘤床及淋巴引流区的预防照射；残留病灶。

术后放疗的适应证：姑息切除后或切缘阳性患者；部分区域淋巴结转移的患者。

单纯放疗的适应证：不能手术的，病变较局限，无远处转移的胃癌患者；存在着各种不能手术内科疾病的患者；术后复发，病灶局限但切除困难的患者。

姑息放疗的适应证：目的是改善症状、缓解梗阻或疼痛等，主要用于复发或转移灶。

45 放疗期间还需要做哪些准备？

患者在放疗前需要做好思想准备，了解医生对病情、治疗方案、预后、治疗过程中和治疗结束后可能会出现的急性期反应和晚期反应的讲解，以及如何应对这些不良反应，同时签署放疗/化疗知情同意书。

46 胃癌患者放疗有哪些不良反应？

在放疗中，常有一部分胃癌患者可出现不同程度的不良反应，表现为放射性胃炎。常见症状有食欲减退、恶心、呕吐、腹泻、腹胀等。放射治疗时，胰腺部位受到大量的放射线照射，可引起胰淀粉酶升高及出现上腹部疼痛的急性胰腺炎或慢性胰腺炎的症状。常见的还有全身乏力、精神不振、心慌、气短、咽干、舌燥、虚汗不止的虚弱之症。另外还可出现发热及白细胞降低。

47 什么是靶向治疗？

靶向治疗是在细胞分子水平上，针对已经明确的致癌位点

（该位点可以是肿瘤细胞内部的一个蛋白分子，也可以是一个基因片段）来设计相应的治疗药物，药物进入体内会特异地选择致癌位点相结合，使肿瘤细胞特异性死亡，而不会波及肿瘤周围的正常组织细胞，所以分子靶向治疗又被称为"生物导弹"。

48 胃癌患者应该怎样选择合适的靶向治疗？

对于 HER2 免疫组化检测（+++）或（++）且 FISH 检测晚期的胃癌患者，可以考虑接受靶向药物曲妥珠单抗联合标准化疗方案治疗；曲妥珠单抗联合顺铂＋氟尿嘧啶/卡培他滨已经成为 HER2 阳性进展期胃癌的一线标准化疗方法。

另外，我国自主研发的小分子酪氨酸激酶抑制剂甲磺酸阿帕替尼，主要通过抑制肿瘤血管生成而发挥抗癌作用，已成为晚期胃癌或胃食管结合部腺癌的三线治疗药物。

49 胃癌靶向治疗的药物有哪些？

胃癌靶向治疗是以胃癌细胞过度表达的某些分子为靶点，选择针对性的阻断剂，有效地调控与肿瘤发生密切相关的信号，从而抑制肿瘤生长、进展及转移的效果。用于肿瘤靶向治疗的药物有化疗药、化学消融药、基因及分子靶向药、中药等。药物可通过多条途经给予，如经皮穿刺给药、术中给药、内镜或腔镜下肿瘤局部给药、血管介入给药、药物经皮超声电导疗法、腔内药物灌注等。目前针对胃癌的靶向治疗由抑制 HER2 的曲妥珠单抗、帕妥珠单抗；抗肿瘤血管生成的有阿帕替尼、贝伐珠单抗、雷莫单抗；抗 PD－1/PDL－1 免疫检查点的 KEYTRUDA 和 OPDIVO；抗 CTLA－4 的伊匹单抗等。

参考文献

［1］　胡夕春.肿瘤内科方案的药物不良反应及对策［M］.1版.北京：人民卫生出版社，2009：418-469.

［2］　李俊英，罗艳丽，余春华等.外周中心静脉导管技术的临床应用［M］.北京：科学出版社，2013.

［3］　李峻岭.化疗相关不良反应的处理［J］.癌症进展，2015（6）：569-569.

［4］　于世英.癌症相关性乏力的诊治策略［J］.中国疼痛医学杂志，2012（10）：590-592.

［5］　于世英，印季良，秦书逵.肿瘤治疗相关呕吐防治指南［J］.临床肿瘤学杂志，2014（3）：263-273.

［6］　梁寒.腹腔热灌注化疗技术临床应用专家共识（2016版）解读——胃癌腹膜转移的防治［J］.临床肿瘤学杂志，2017（1）：20-23.

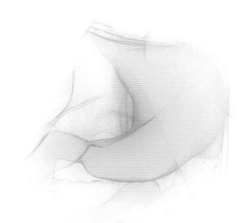

第五部分

胃癌的中医治疗

1 中医学是怎样认识胃癌的？

在传统中医里并没有胃癌这一说法，但古代记载的一些疾病，如反胃、胃脘痛、积聚、伏梁、症瘕等，和现代胃癌的症状相似。在《内经》中就有"胃病者腹胀，胃脘当心而痛……膈咽不通，饮食不下"的记载，此后医家都有一定的论述。

从中医的角度看，胃癌的发生首先与人的精神状态如情绪郁结有关，这是因为情绪郁结使人体脏腑功能失调，导致阴阳不和，脾虚不运，胃阴不足，气血水火结滞，气滞血瘀，瘀毒内阻，逐渐形成积聚（肿瘤）。其次，饮食不节，营养膳食不调，外感寒冷之邪以犯胃，也易发生此症。可把胃癌的病机总结为阳虚湿阻，寒凝气滞，气血不和，痰瘀毒阻；或素质阴虚，痰热瘀毒交结，脉络痹阻，遂成此症，即恶变为癌。

胃癌的本质是虚寒，发病过程中产生的湿、痰、毒、热是标。所以结合现代医学和中医学的认识，各类原因造成胃阳损伤、脉络失养，形成了浅表性胃炎、萎缩性胃炎等，胃黏膜经长期慢性损害发生肠上皮化生及异型增生，就可能发展成胃癌。

2 从中医角度，胃癌可以分为哪些类型？

根据中医的辨证分型特点，大体可以将胃癌分为肝气犯胃型、脾胃虚弱型、气血亏虚型、胃热伤阴型、脾胃虚寒型、痰湿凝结型 6 种，其症状表现和治疗方式如下：

1）肝气犯胃型（肝胃不和）

症状：胃脘胀满，脘胁疼痛，嗳气呕吐，心烦胸闷，纳谷不馨。舌淡红，舌苔薄白，脉弦细。

治法：疏肝理气，和胃降逆。

方药：柴胡疏肝散加减。

2）脾胃虚弱（脾胃气虚）

症状：气短乏力，纳呆，腹胀，大便稀薄，舌淡，苔薄白，脉细。

治法：健脾和胃理气。

方药：香砂六君子汤加减。

3）气血亏虚（血虚型）

症状：面色苍白，神疲无力，头晕心悸，食欲不振，排便无力，舌淡，苔薄白，脉细弱。

治法：补气养血。

方药：十全大补汤加减。

4）胃热伤阴型（胃阴虚）

症状：胃脘灼热，嘈杂疼痛，口干咽燥，形体消瘦，五心烦热，大便干燥。舌红绛或光红，苔剥或少津，脉细弦或细数。

治法：养胃生津。

方药：玉女煎加减。

5）脾胃虚寒型（脾肾阳虚）

症状：胃脘隐痛，喜温喜按，或朝食暮吐、呕吐清水，或便溏浮肿，肢冷神疲，面色苍白。舌淡胖，舌苔白滑润，脉沉细或濡细。

治法：温中散寒，和胃降逆。

方药：附子理中汤加减。

6）痰湿凝结型

症状：胸膈满闷，面黄虚胖，呕吐痰涎，腹胀便溏，痰核瘰疬，舌淡红，苔滑腻，脉滑。

治法：健脾燥湿，化痰散结。

方药：二陈汤加减。

随症加减用药：

胃脘痛甚：酌选白屈菜、元胡、香附、白芍、甘草。

吐血便血：酌选仙鹤草、血余炭、藕节碳、地榆炭、三七粉。

呃逆、呕吐甚：选加生赭石、淡竹茹、旋覆花、柿蒂。

③　手术后结合中医药扶正培本有道理吗？

对早期胃癌，应以手术为主，且效果良好，不过，多数患者到检查发现时已是较晚期，超出了根治切除范围，而化疗往往使患者忍受不了它的不良反应，甚至使患者的生存质量日趋恶化，因此，手术后结合中医药扶正培本是提高胃癌患者长期生存率和生活质量的关键。

中医药治疗是进行整体调治，着重于扶正培本。在癌肿尚未切除时，其治疗当着重于实证，即以攻击癌肿为主；若癌肿已经切除，当以增强机体免疫代偿能力的扶正药为主。但胃的和降与脾的运化功能也应予以加强和调理，因此，常用生黄芪、绞股蓝、猴菇、女贞子、党参、白术、茯苓、甘草、木香、半夏、麦芽、鸡内金等药物治疗。

个别患者于手术后幽门功能丧失，可能引起反流性胃炎或倾倒综合征。前者的临床表现为呕吐，吐出物为黄色或黄绿色，用温胆汤加味可获改善；后者的临床表现为进食后感上腹胀满、恶心反胃、嗳气，继而腹泻，并伴面白汗出、心悸、眩晕，用香砂六君汤加味可获改善。此外，还须调节饮食，少食多餐，细嚼慢吞。

癌肿后期或康复期的治疗，必要时亦可加入麦冬、北沙参、石斛。如到了Ⅱ期才手术者，须防残留癌卷土重来和癌细胞的远处转移，则抑癌抗癌的中草药，也当随证加入，如整体表现有热者，可加蛇舌草、半枝莲、石上柏、石见穿等；表现有痰结者，可加入瓜蒌、浙贝、牡蛎、昆布、海藻等；表现有瘀者，可加入丹参、赤芍、桃仁、肿节风等；表现有肝郁者，可加入白蒺藜、川楝子、八月札等。对胃癌抑制作用较佳的白英、金刚刺、龙葵等都可酌情加入，以加强抗癌功效。

 扶正类中药注射液包括哪几种?

治疗胃癌的中成药从剂型分可分为针剂和口服药；从治疗作用分可分为扶正类、祛邪类以及扶正祛邪并举类。

扶正类中药注射液包括以下几种。

（1）参芪扶正注射液：用于肺脾气虚引起的神疲乏力，少气懒言，自汗眩晕；肺癌、胃癌见上述症候者的辅助治疗。它的不良反应为非气虚证患者用药后可能发生轻度出血；少数患者用药后，可能出现低热、口腔炎、嗜睡；偶有皮疹、恶寒、寒战、高热、呕吐、胸闷、心慌等。有内热者忌用，以免助热动血，有出血倾向者慎用；且不宜与化疗药混合使用。用于胃癌患者时，每次 250 mL（1 瓶），静脉滴注，一日 1 次，疗程 21 天；与化疗合用，在化疗前 3 天开始使用，疗程可与化疗同步结束。

（2）生脉注射液：具有益气养阴、复脉固脱的作用。用于气阴两亏、脉虚欲脱的心悸、气短、四肢厥冷、汗出、脉欲绝及心肌梗死、心源性休克、感染性休克等具有上述证候者。因其含有红参，故用药后可能产生局部皮疹、药物热等，另外还有失眠、潮红、多汗、寒战、心悸、静脉炎甚至过敏性休克。儿童、年老体弱者、心肺严重疾患者、肝肾功能异常者和初次使用中药注射剂的患者要加强临床监护。临床应用时，滴速不宜过快，儿童及年老体弱者以 20～40 滴 / 分为宜，成年人以 40～60 滴 / 分为宜。静滴初始 30 分钟内应加强监护，发现异常应立即停药，处理遵医嘱。本品含有皂苷，摇动时产生泡沫是正常现象，不影响疗效。用于肿瘤患者时，可肌内注射：一次 2～4 mL，一日 1～2 次。静脉滴注：一次 20～60 mL，用 5% 葡萄糖注射液 250～500 mL 稀释后使用，或遵医嘱。

（3）参麦注射液：具有益气固脱、养阴生津、生脉的作用。用于治疗气阴两虚型之休克、冠心病、病毒性心肌炎、慢性肺心病、粒细胞减少症。能提高肿瘤患者的免疫机能，配合化疗、放疗有明显的增效减毒作用，能改善癌症患者全身健康状况，保护骨髓造血功能，改善肿瘤患者的细胞免疫功能（提高 NK、LAK 活性及 TH/TS 值等），提高肿瘤消失、缩小率。其不良反应同生脉注射液。用于肿瘤患者时，可肌内注射，一次 2～4 mL，一日 1 次。静脉滴注，一次 20～100 mL（用 5% 葡萄糖注射液 250～500 mL 稀释后应用）或遵医嘱，也可直接滴注。

5 **鸦胆子注射液如何使用**？

鸦胆子注射液用于肺癌、肺癌脑转移及消化道肿瘤。本药不良反应较少，有少数患者用药后有油腻感、恶心、厌食等消化道不适反应。用法用量：静脉滴注：10% 鸦胆子油乳注射液 10～30 mL 加入 250～500 mL0.9% 氯化钠注射液中，或40～100 mL 加入 0.9% 氯化钠注射液 500 mL 中，静滴，30～50滴／分钟，每日一次，一个月为一疗程。口服给药：治疗消化道恶性肿瘤。为使药物直接接触病灶，多采用口服给药法。10% 鸦胆子油乳注射液，20～30 mL，饭后缓慢口服，每日 3 次，15天为一个疗程。多使用 3～6 个疗程。胸腔引流管内注射：对于已插引流管治疗的恶性胸水患者，可先将胸腔积液在 24 小时内逐渐引流无尽，胸腔内适量注入 10% 鸦胆子油乳注射液，卡闭胸管，变换体位。注入量及疗程天数视患者实际情况而定（有文献建议连用 7 天为一个疗程，每次 80 mL）。胸、腹腔内注射：先抽出胸腔积液、腹水，随即注入适量 10% 鸦胆子油乳注射液。注入量及间隔天数视患者实际情况而定（有文献建议每次40～60 mL，每隔 10 日一次）。

6 **扶正祛邪并举类药物有哪些**？

1）康艾注射液

具有益气扶正，增强机体免疫功能。用于原发性肝癌、肺癌、直肠癌、恶性淋巴瘤、妇科恶性肿瘤；各种原因引起的白细胞低下及减少症等的治疗。单独临床应用，具有代替西药化疗的作用，能缩小肿块、止痛且无不良反应；可应用于晚期失去手术机会不能放化疗、不能饮食、食道梗阻、肠阻塞的重症病人。手术期间应用，可帮助刀口愈合，增强病人体质，有效杀死体内残留的癌细胞，防止复发。用法用量：缓慢静脉注射或滴注；一日 1～2 次，每日 40～60 mL，用 5% 葡萄糖或0.9% 生理盐水 250～500 mL 稀释后使用。30 天为一疗程或遵医嘱。

2）艾迪注射液

作用同康艾注射液。用法用量：静脉滴注，成人一次50～100 mL，加入 0.9% 氯化钠注射液或 5%～10% 葡萄糖注射液 400～450 mL 中，一日 1 次；与放、化疗合用时，疗程与放、化疗同步；手术前后使用本品 10 天为一疗程；介入治疗 10 天为一疗程；单独使用 15 天为一周期，间隔 3 天，2 周期为一疗程；晚期恶病质患者，连用 30 天为一个疗程，或视病情而定。给药速度开始 15 滴 / 分，30 分钟后如无不良反应，给药速度控制在 50 滴 / 分。首次应用本品，偶有患者出现面红、荨麻疹、发热等反应，极个别患者有心悸、胸闷、恶心等反应，因此在溶液中可加入地塞米松注射液 5～10 mg 抗过敏治疗。

7 治疗胃癌的口服中成药有哪些？

鸦胆子油软胶囊：作用同鸦胆子注射液。用法用量：每次4 粒，每日 2～3 次，30 天为一个疗程。口服药可以避免原来注射制剂的使用不方便，也减少了胃肠道刺激等不良反应的发生，服用后对身体没有任何伤害，可以提高患者的免疫力。

槐耳颗粒：具有扶正固本、活血消癥的功效，适用于正气虚弱、瘀血阻滞的肿瘤患者，表现为神疲乏力、少气懒言、脘腹疼痛或胀闷、纳谷少馨、大便干结或溏泄，或气促、咳嗽、多痰、面色㿠白、胸痛、痰中带血、胸胁不适等症。用法用量：一次1袋，一日3次。一个月为1个疗程。另外可以用华蟾素胶囊、平消胶囊、复方斑蝥胶囊。

8 穴位敷贴方法可以用于胃癌的并发症吗？

胃癌的并发症包括腹泻、胃痛、癌痛、癌性胸腹水、四肢水肿和呕吐等。穴位贴敷是中医治疗疾病的一种外治方法，治疗疾病依据祖国医学的经络学说，选取一定的穴位贴敷药物，起到腧穴刺激和特定药物在特定部位的吸收的药理作用。

1）腹泻

穴位：神阙。方法：吴茱萸30 g，丁香6 g，胡椒30粒，凡士林适量，每日换药，3～5日一疗程。

2）胃痛

穴位：上脘，中脘，双足三里，胃俞，脾俞。方法：当归30 g，丹参20 g，乳香15 g，没药15 g，姜汁调糊，每日3～5次，1～2天显效。

3）癌痛

穴位：阿是穴，足三里，对应内脏俞穴，神阙。方法：抗癌定痛膏，醋＋蜂蜜调。

4）癌性胸腹水、四肢水肿

穴位：神阙，肾俞，脾俞，肺俞，足三里。方法：利水膏，醋＋蜂蜜调。

5）呕吐

穴位：神阙穴。方法：吴茱萸，生姜，醋＋蜂蜜调。

9　哪些中药熏洗（局部）方剂可以辅助胃癌治疗？

（1）麻木煎：老鹳草、桂枝、红花，水煎 1 000 mL，外洗双足，用于胃癌化疗引起的末梢神经炎。

（2）足浴 1 号：黄芪桂枝五物汤加减（黄芪 20 g，白芍 15 g，桂枝 12 g，干姜 6 g，大枣 10 g，丹参 15 g，路路通 15 g，鸡血藤 15 g，肉桂 3 g），水煎 1 000 mL，外洗双足，适用于阳虚症，足冷。

（3）足浴 2 号：阳和汤加减（熟地 15 g，鹿角胶 10 g，干姜 6 g，肉桂 3 g，麻黄 10 g，白芥子 20 g，甘草 6 g），水煎 1 000 mL，外洗双足，适用于阴疽（阳虚）。

（4）足浴 3 号：当归四逆汤加减（当归 15 g，桂枝 10 g，白芍 20 g，细辛 3 g，小通草 10 g，甘草 6 g，干姜 6 g，首乌藤 20 g），水煎 1 000 mL，外洗双足，用于血虚寒厥者。

（5）血虚逐瘀汤加减：方用柴胡 10 g，甘草 10 g，枳壳 10 g，白芍 15 g，桃仁 12 g，红花 12 g，当归 15 g，赤芍 15 g，川芎 10 g，生地 15 g，牛膝 10 g，桔梗 10 g，水煎 1 000 mL，外洗双足，用于气滞血瘀型。

10 **对于胃癌治疗中出现的不良反应可否用针灸治疗？**

对于胃癌治疗中出现的不良反应，如呃逆呕吐等，可以用针灸缓解。常用穴位包括：脾俞、胃俞、公孙、丰隆、照海、足三里、内关、列缺、上脘、中脘、下脘、三阴交、阴陵泉、血海、气海、关元、章门。一般根据病情选取穴位，提插补泻，也可配合电针加强刺激增强疗效。如顽固性呃逆可针刺双侧内关、足三里，平补平泻。胃癌呕吐可针刺内关、足三里、公孙，平补平泻以降胃气止呕。

此外，还可以用耳穴缓解恶心、呕吐症状，取穴主要为神门、交感、胃。操作方法为：用胶布将王不留行籽或磁珠贴于穴位上，每日按压 3～5 次，每次 10～15 下，7 日 1 换。

11 **在日常生活中该如何通过按摩穴位调理肠胃、预防胃癌？**

身体上有很多穴位与肠胃功能有关，例如，劳宫穴（握拳中指尖所指处，见图 5-1）可以促进血液循环、改善精神紧张、促进食欲。大陵穴（腕横纹掌侧的中点）按揉可降胃火、祛心火、提升胃动力，脾胃不和、消化不良者都可通过这个穴位来进行调理。内关穴（前臂正中，腕横纹上 2 寸处，见图 5-2）点揉此穴能宽胸理气，宁神和胃。

中脘穴是治疗胃肠疾病十分重要的穴指压时应采用仰卧位，放松肌肉，一面缓缓吐气，一面用四指用力下压，6 秒钟后将手

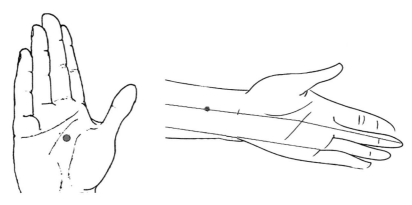

图 5-1　劳宫穴位置　　　　　图 5-2　内关穴位置

离开，重复 10 次，能使胃部感到舒适。在胃痛时采用中脘指压法效果更佳。每日进行 2～3 次，并要注意调节饮食，避免暴饮暴食，不吃刺激性食物，坚持一周即可缓解胃胀、胃痛、消化不良的症状。

　　腹部神阙穴按摩能改善肠胃功能，让肠胃受到负载压力，如果长期坚持，肠胃排泄也能有所改善。按摩时用一只手的掌心贴附肚脐，另一只手叠在上面，顺时针方向以画陀螺的方式柔和地边按边摩擦，由肚脐逐渐均匀画圈至全腹 80～100 下，再倒回到肚脐，再按摩 80～100 下。可双手交换，逆时针方向以同样的方式再按摩一遍。建议在晚上上床后按摩，按摩时，既不要空腹也不要胀肚。饭后、睡前可以搓热双手以肚脐为中心顺时针环摩 64 圈。完毕搓热双手按摩小腹。

　　足三里穴是胃经合穴，擅治脏腑疾患，尤其是脾胃方面的问题，"肚腹三里留"，胃痛、胃胀等消化道疾病都可以通过刺激足三里治疗。当然，长期按摩足三里也可以预防胃癌的发生。

12 胃癌术后怎样应用药膳食疗调养？

1）营养小米粥

用料：小米、生薏米、大枣、山药。

制法：煮粥时，放一点食用碱。生薏米比较难煮，下锅前先用凉水泡1小时，每次用50克左右。大枣每次放5～6枚，不要太多，以免胃脘部胀满，加重病情。

2）莱菔粥

用料：莱菔子30克，粳米适量。

制法：先将莱菔子炒熟后，与粳米共煮成粥。

用法：每日1次，早餐服食，此药方消积除胀，腹胀明显者可选用。

3）陈皮瘦肉粥

用料：陈皮9克，乌贼鱼骨12克，猪瘦肉50克，粳米适量。

制法：用陈皮、鱼骨与米煮粥，煮熟后去陈皮和乌贼骨，加入瘦肉片再煮，食盐少许调味食用。

用法：每日2次，早、晚餐服用。此食疗粥降逆止呕，健脾顺气，腹胀者可首选此膳。

4）藤梨根汁

用料：藤梨根50g，鸡蛋2只。

制法：将藤梨根浓煎取汁，放火上煎沸，打入鸡蛋，煮成溏心蛋后，当点心吃并喝汤。

用法：适用于溃疡型胃癌。

5）槐花粳米汤

用料：槐花10g，粳米100g，红糖适量。

制法：以粳米煮米汤，将槐花调入米汤中，放红糖后服食。

用法：适用于胃癌便血者。

6）阿胶糯米粥

用料：阿胶 30 g，糯米 100 g，红糖少许。

制法：先将糯米做粥，快熟时放入已捣碎的阿胶，边煮边搅匀，稍煮二三沸即可。

用法：适用于胃癌贫血者。

7）姜汁牛奶

用料：鲜生姜汁 5 mL，鲜牛奶 250 mL，白糖适量。

制法：将牛奶、生姜汁、白糖少许同放入锅内煮沸。每日 1～2 次。

用法：适用于胃癌呕吐者。

8）荜菝黄花鱼

用料：黄花鱼 1 条（约 250 g），荜菝 3 g，砂仁 3 g，陈皮 3 g，胡椒 3 g。

制法：黄花鱼去鳞、鳃及内脏，洗净，将荜菝、砂仁、陈皮、胡椒等捣碎，加水煮汁；黄花鱼入油稍炸，加葱、姜、盐少许，再加入去渣的上药汁炖熟，佐餐用。

用法：分 2 次服，早、晚餐各 1 次。黄花鱼的鱼鳔、鱼头内的鱼脑石均为名贵药材，可一同炖服。适应证：胃癌见消化功能减弱者。

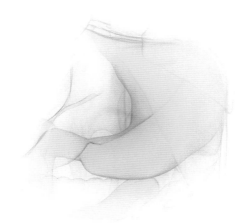

第六部分

胃癌的术后保健与护理

手术是胃癌的主要治疗手段。然而，手术操作仅仅是胃癌治疗的一部分，为了使患者得到更好的康复，使手术的效果最大化，围手术期的保健与护理也尤为重要。

 胃癌术后的主要并发症有哪些？

胃癌的手术治疗是一个包括胃部分或全部切除、淋巴结清扫和消化道重建三大步的精细工程。尽管现代医学诊疗水平飞速发展，但由于胃癌手术本身的复杂性以及患者的个体差异性，术后发生并发症的可能性仍然存在。

胃癌术后并发症种类及形式较多，通常分三类：一是直接与手术相关，如术后感染、出血、吻合口瘘、肠梗阻等。二是由于手术而引发的其他脏器的并发症，这一类并发症虽然不是由手术直接引起，但与手术创伤麻醉应激有着密切的关系，如肺、心、肝、肾的损害等。三是远期并发症，这一类并发症一般不会在手术中或者手术后即刻出现，多因消化道重建改变了消化道生理所引起，如吻合口狭窄、倾倒综合征、贫血、残胃再发癌等。

术后并发症的发生不仅延长患者住院时间及增加住院费用，而且影响患者术后的远期生存率和生活质量，故预防术后并发症的发生是临床医师必须要重视的问题。

下面重点介绍 5 种较为常见的并发症。

1）胃癌术后出血

胃癌术后出血是最常见的并发症，其有多种发生原因和表现形式，治疗方法也各不相同。如何判断患者出现了胃癌术后出血？当患者术后出现如下表现：黑便、呕血、腹部引流管引出大量血性液体、胃管中抽出血性胃液，甚至出现心慌、头晕乃至晕厥、心率加快、血压下降、神志变化等低血容量休克表现时，则高度怀疑患者出现胃癌术后大出血。

临床上术后出血的具体诊断标准为：

（1）血常规结果检测，24 小时以内血红蛋白指标下降 3 g/dL 以上者。

（2）胃管或者腹腔引流管引出大于 200 mL 血性液体。

（3）患者外周循环不稳定，有皮肤苍白、四肢发冷、心跳呼吸加快、尿量减少等休克前期表现。

（4）血压下降 40 mmHg 以上，并需要输入浓缩红细胞 2IU 以上方可维持生命体征稳定。

胃癌术后出血主要表现为：

（1）吻合口出血。多发生于术后 4～6 天，在广泛采用器械吻合（吻合器）的现今，其出血原因或可与以下因素有关：① 吻合器自身问题，吻合时不能有效地压迫吻合口处的黏膜下血管；② 吻合器型号选择不当，不合适的吻合器在吻合时可撕裂肠道黏膜，造成消化道出血，就好比人们口中常说的用高射炮打蚊子，不仅效果不佳，而且得不偿失；③ 吻合口位置定位不当，若吻合口旁存在较多血管，吻合过程中吻合钉极易损伤这些血管，造成出血，这就相当于在闹市争执动手的两个人（手术与肿瘤），会使众多路人（血管）的安全受到威胁；④ 若术者使用吻合器时对安全窗调节不当，绿色指示标应在安全窗后 2/3 处，旋合过紧使组织被吻合器的边缘过度压榨，导致血管破裂、出血，或者旋合过松，也可导致渗漏、出血，想象一下，当一辆

7 人座（安全）的汽车上坐了 17 个人（过紧）的场景，车子负重苦不堪言，爆胎（血管破裂）、翻车等意外会不断发生，相反，当车子没有了原有的配重装置（过松），一脚油门就有可能因为车辆失衡而导致意外（出血，渗漏）；⑤ 一些重复使用的闭合器由于使用次数较多，造成质量缺陷，闭合时压迫血管不彻底，造成出血。故术者在术中应正确规范使用吻合器，并选择型号、种类合适的吻合器，吻合口的选择应尽量避开系膜，适当裸化胃肠壁，吻合后检查吻合口有无活动性出血。此外，术者在术中将吻合后胃壁不可靠部位加强缝合，可避免此类出血的发生；若出现少量渗血，可应用局部止血药，如肾上腺素稀释液注入胃腔内，通过反复冲洗，直至冲洗液颜色清亮。若出血量较大，超过100 mL/h，则需要急诊手术止血。

（2）应激性溃疡出血。由于胃癌术后，患者机体处于应激状态，容易发生胃肠道应激性溃疡出血，呈弥漫性，血色多为暗红色或咖啡色，时长 3～5 天。面对此种情况，临床上常用奥美拉唑等质子泵抑制剂来抑制胃酸分泌，减少对胃黏膜屏障的损害，同时可应用常规止血药物对症治疗。

2）消化道瘘

消化道瘘是胃癌术后较为严重的并发症，一旦发生不仅影响治疗效果，而且增加经济负担，甚至导致生命危险。就其因素，大致包括如下三个方面。

（1）全身原因：术前营养不良，贫血以及低蛋白血症；患者高龄，愈合再生能力较差，术后营养吸收差，肿瘤恶液质以及有代谢相关疾病，如糖尿病病史等。

（2）局部因素：如术中吻合口张力过大，消化道游离冗长或局部损伤严重导致吻合局部肠管血运障碍，吻合口周围发生感染，吻合口远端梗阻。

（3）手术过程：术者吻合技术不过关，包括针距疏密、结线松紧、黏膜对合、吻合器操作等。

既往已有文献报道，不同的消化道重建方式与胃癌术后发生吻合口瘘并无明确关系。然而由于患者病情差异，胃癌根据清扫淋巴结范围不同，可分为D1、D2、D3和D4手术，晚期患者由于肿瘤侵犯邻近脏器，甚至需行联合脏器切除手术。对此，台湾学者有一项研究显示，全胃切除及联合脏器切除可显著增加胃癌术后吻合口瘘的发生率。

总之，术中扩大淋巴结的清扫范围、扩大手术切除范围以及联合脏器切除可能增加胃癌术后吻合口瘘的发生率；术中出血量过大及术中和术后输血、手术时间长、未达到根治性切除、肿瘤侵犯周围脏器等均可增加吻合口瘘发生率，这也与患者胃癌属晚期或手术范围扩大有关。

胃癌术后发生消化道瘘时，患者常表现为持续发热、白细胞明显增高以及腹部明显压痛、反跳痛、腹肌紧张等腹膜炎表现，观察腹腔引流可见含胆汁或粪汁的液体。轻度时可予以保守治疗，主要包括禁食、对症引流以及抗生素控制感染，应用肠外营养支持；当腹膜炎加重甚至出现脓毒血症时，则需要再次手术。

3）消化道梗阻

消化道梗阻是胃癌术后最常见的近期并发症之一，包括吻合口梗阻、肠梗阻、输入襻以及输出襻梗阻。胃癌患者术后若发生消化道梗阻，会出现阵发性腹痛，腹胀伴恶心呕吐，无法正常进食，可无排气排便。病情进一步发展后患者自身内环境及电解质会发生严重紊乱，严重者甚至出现休克及死亡。

国外已有文献报道，腹部外科手术后约 90% 形成腹腔内部粘连，40% 以上会引起粘连性肠梗阻。胃癌手术操作更加复杂，对解剖要求更加精细，而且手术创面大，对腹膜和肠管所损伤的可能性大；此外，常规胃癌开腹手术过程中，腹腔内的缝扎处较多，腹腔在空气中暴露的时间较长，术中消化道内的细菌污染腹腔的风险加大，使胃癌患者术后更容易发生粘连，增加了术后发生消化道梗阻的可能；若患者属于肿瘤晚期，肿瘤已侵犯邻近脏器或和邻近脏器广泛粘连，术中无法游离，需要行联合脏器切除，使手术变得更为复杂，手术时间相对来说也就越长。一些既往有腹部手术史患者，腹腔内已有粘连带形成，游离粘连带时可能会加重腹膜的损伤，同时正常的解剖结构由于手术被改变，延长了胃癌手术的时间，这些因素都可能造成术后更容易发生消化道梗阻。

此外，手术方式可显著影响消化道梗阻的发生，比如消化道重建时，输入襻（食物刚进入消化道，未经过吻合口的那一侧肠管）保留空肠过短、过长甚至扭曲；残胃吻合时胃吻合侧切除位置较高，输入襻空肠在吻合口处形成锐角；输入襻穿入横结肠与输出襻（食物经过吻合口后的那一侧肠管）间隙形成内疝；毕 II 式吻合时，无论是结肠前还是结肠后，均会形成吻合口后下裂隙，肠襻易进入该裂隙而发生肠间压迫、内疝等。吻合口梗阻或吻合口狭窄在临床上也不少见。过去由于科技的落后，吻合器未问世，消化道重建时都是手工吻合。不管是手工吻合或是器械吻合，吻合时如果吻合口两侧的黏膜未对齐，缝合时包埋的组织过多，针距过密，缝合层数过多，使吻合口血供受影响，均会导致吻合口一期愈合失败，形成瘢痕，造成吻合口梗阻或狭窄。

因此，在胃癌患者在手术治疗的过程中，术者需严格规范手术操作，严格无菌操作，注重精细解剖，避免肠管和腹膜的损伤；根据患者的个体情况选择合理术式，缩短手术时间，避免腹腔长时间暴露在空气中；输入襻和输出襻要长度适宜，避免成角；此外，选择种类、型号合适的吻合器，避免器械引起吻合口梗阻或狭窄；手术结束关腹前，合理运用防粘连剂；再者，术后多鼓励患者早期活动，有利于刺激胃肠蠕动，给予充分的营养并尽早开始肠内营养，以刺激胃肠道神经反射，促进胃肠蠕动。

4）倾倒综合征

倾倒综合征为胃切除术后最常见的并发症之一。由于胃癌术后，原本的消化道解剖结构遭到破坏，包括迷走神经切段、幽门缺失等情况，使原本胃肠道对胃内容物的节制调控功能受损，导致后者排空过快，从而出现一系列临床症状，尤其在进食流质食物或富含糖类等高渗食物时更为明显。

该情况分早期、晚期两型，早期患者多于术后 1～3 周内开始出现症状，主要表现为患者进食后半小时即出现明显心悸、乏力、大量出汗、面色苍白等血容量不足的表现，严重时甚至出现血压下降、晕厥。同时伴有恶心、呕吐、腹痛和腹泻。患者多数进食一小时后逐步缓解，此时多予以保守治疗，调节饮食方案，必要时应用生长抑素，手术应慎重。

晚期患者多发生于手术后半年以上，表现为患者进食后 2～4 小时后出现头晕、出冷汗、脉搏细速等低血糖表现，对此同样应调节饮食方案，减少碳水化合物的吸收，严重时可应用生长抑素。

5）反流性食管炎

该并发症为最常见的长期并发症之一，同时也可能是最需要手术治疗的一种并发症。消化道重建后碱性肠液反流至残胃，引起胃黏膜和食管的损伤，患者常表现为上腹部烧灼样痛、恶心、呕吐胆汁，呕吐后腹痛并无缓解，其中烧心是最主要的症状。

常规首选保守治疗，治疗目的在于：减轻或消除症状，防治并发症，预防复发。在一般治疗过程中，抬高患者床头，严戒烟酒，维持低脂、低糖饮食，同时避免饱食。在药物治疗方面，首选维持小剂量质子泵抑制剂或治疗量 H2 受体拮抗剂，每天服药。但当症状持续并影响日常工作和生活活动时，可行手术治疗。

2　胃癌患者术后留置腹腔引流管（包括氧气管、导尿管等）的作用是什么？

（1）腹腔引流管：腹腔引流术作为腹部外科最重要的基本技术之一，已被广泛应用于腹部手术。胃癌根治术作为治疗胃癌的有效手段，其过程中需要对淋巴结进行清扫，同时手术创面较大，术后腹腔内常常会残留积血积液，放置腹腔引流管的主要目的是引流残余积液，同时观察引流物性状，从而了解胃癌术后腹腔内有无出血、感染、吻合口瘘、淋巴漏等并发症的发生；此外，腹腔引流管可预防积血、积液、消化道渗出液或坏死组织在腹腔内积聚残留，预防感染的发生或扩散；同时，若患者已发生的吻合口瘘、出血或感染等并发症，腹腔引流则是必要的治疗手段。

因此对有潜在发生吻合口瘘、出血或感染等并发症的患者，尤其是对可能发生危及生命的吻合口瘘，术后应放置腹腔引流管。腹腔引流管多于消化道漏高危期度过后，在每日引流量较少的情况下拔除。有些医师习惯在拔除前行超声或 CT 检查，确保无明显消化道漏或大量腹腔积液时拔除。

（2）胃管：胃癌根治术后，胃肠减压作为必要的治疗手段，对患者的恢复有一定的作用。通过持续的胃肠减压，及时抽吸出患者胃肠内气体和胃内残留物，降低胃肠道压力，减轻腹胀，有助于患者术后胃肠道功能的恢复。临床中，我们常关注吸出胃内容物量及性状，通过其可有效判断是否出现术后出血、梗阻、吻合口漏等一系列并发症。留置胃管期间，患者需禁食禁水，待全麻术后胃肠道功能逐渐恢复时拔除，并开始进食及饮水。临床上通常以患者肛门排气排便作为胃肠道恢复的标志，所以胃癌术后医生喜欢关注患者有没有"放屁"这样平时略显尴尬的情节。然而，最新观点支持早日拔除胃管，以利呼吸等。

（3）氧气管：胃切除术后常规应予以患者鼻导管吸氧。无论传统开腹手术或腹腔镜下胃癌根治术，患者均需在全麻下完成手术。对于腹腔镜下手术患者，由于术中需建立气腹状态，高浓度 CO_2 可引起患者出现心率和呼吸加快、血压升高等表现，同时由于直接刺激膈神经，导致术后患者可出现颈肩痛。由于胃切除术切口为Ⅱ类切口，因此多少存在细菌污染可能。研究表明，术后短期高浓度吸氧可减少胃切除术后伤口感染的风险，同时后期持续低流量吸氧可加速腹腔内残余 CO_2 的吸收，减少术后非切口疼痛，并有利于气体交换，提高机体有效氧浓度，减少术后呼吸系统并发症。

（4）导尿管：患者在全麻后 24 小时内，由于排尿反射受抑制，膀胱收缩力恢复慢，使得膀胱收缩乏力，因此术前需提前放置导尿管，使患者术中及术后尿液可顺利排出，预防尿潴留；同时可通过观察患者小便性状及量，评估患者是否存在液体不足及心肾功能不全等异常。一般于术后 3 天拔除导尿管，尿管滞留时间过长不可避免会引起尿路感染。尿管拔除前一般通过间断夹闭导尿管来进一步锻炼膀胱的收缩，此时如果患者反馈有腹胀明显，多表示膀胱肌已恢复部分或全部的收缩能力，这也意味着可以拔除尿管。

3　患者在手术后什么时候可以下床活动？

患者在接受胃癌手术以后，由于疼痛、乏力等原因而拒绝活动。然而手术后，如果镇痛效果良好，且无深静脉血栓等活动禁忌，原则上应鼓励患者尽早下床活动。术后早期下床活动是术后快速康复外科的重要组成部分。

早期下床活动有利于增加肺活量，减少术后肺并发症的发生，改善全身供氧，从而可促进手术切口愈合；此外，早期下床活动可降低下肢深静脉血栓形成风险；同时，早期下床活动有利于促进胃肠道功能和膀胱收缩功能的恢复，从而减少恶心、腹胀及尿潴留等异常情况的发生。然而对于基础情况较差，如休克、心功能衰竭等患者，不宜早期下床活动。

对于胃癌患者术后早期下床活动的时间目前尚无定论，国内相关学者已有研究，23.8% 的患者在术后 1 天内下床，36.3% 的患者在术后 1～2 天内完成下床活动，术后下床时间平均为 47.98±28.45 小时。国外有研究报道，在专业的理疗师指导腹部手术患者在术后第 1 天下床活动，同时将活动距离设定为离开床并行走至少 10 米，然而仅有 48% 的患者在术后第 1 天完成了早

期下床活动。因此，对于具体的时间和行走距离规定，后期仍需要进一步明确。

对于早期活动的进程，已有相关研究给出定义，有床上翻身、下床站立、走动、上厕所等，同时根据患者自身情况，逐步增加，在此过程中需以安全为原则。

4 胃癌患者术后伤口疼痛如何处理？

手术本身属于创伤性治疗方式，其致使机体免疫功能下降，其中一个重要原因是手术后伤口疼痛导致机体应激反应增强，致痛物质如前列腺素、儿茶酚胺等应激因子分泌增加，因而免疫功能受损。已有研究显示，胃癌患者术后疼痛所致的免疫功能下降，一方面增加术后感染的机会，增加肿瘤发展、转移的风险。因此，良好的术后镇痛可有利于保护免疫功能。另一方面，当胃癌手术麻醉效果结束后，腹壁切口及腹内胃肠道吻合口会使患者疼痛感明显，从而引起呼吸、循环及胃肠道功能变化。胃癌术后，患者自觉或不自觉固定呼吸肌群，不愿进行深呼吸或咳嗽，可导致肺不张或痰液无法咳出，增加肺部感染风险。

此外，疼痛导致儿茶酚胺类激素释放，引起血压升高、心率加快，严重时可发生心血管意外。因此有效的止痛必不可少。目前术后大多数患者会应用镇痛泵进行术后镇痛，然而在术后恢复过程中常需加用止痛药进行镇痛。

根据疼痛程度予以对应止痛药。按照疼痛三阶梯疗法，轻度疼痛时予以非阿片类（非甾类抗炎药）加减辅助止痛药，代表药物为特耐、布洛芬及吲哚美辛（消炎痛）；中度疼痛时予以弱阿片类加减非甾类抗炎药，代表药物为强痛定、曲马多；重度疼痛时可予以阿片类药物镇痛，代表药物为吗啡、芬太尼。正所谓"物极必反"，镇痛药物的应用也需适可而止。在应用止痛药的过程中，药物剂量应适量，且用药时间间隔不宜过短。术后尽早停止镇痛剂，这有利于胃肠道蠕动功能的恢复。

5　为什么胃癌患者术后会出现贫血？

在胃癌患者中，贫血是最常见的合并症之一，其发生概率与肿瘤的类型、肿瘤的恶性程度密切相关。究其原因，由于胃癌引发慢性失血以及肿瘤对胃肠吸收功能的影响均可致对铁的吸收减少、丢失增加，引起缺铁性贫血。

既往有研究提示，手术前的胃癌患者中缺铁性贫血占贫血中的52.1%，而术后患者存在缺铁性贫血的比例上升至72.6%，其机制可能在于原本食物中的铁在胃酸酸性环境下能够更充分地被吸收，手术后胃酸减少甚至缺乏，导致铁吸收障碍。更重要的原因是胃癌根治术中失血较多以及胃切除术后由于胃壁缺失，分泌内因子减少，引起维生素B_{12}缺乏，导致以后者为中心的造血代谢障碍；同时由于术后患者营养不良，引起低蛋白血症，进一步加重贫血。这一现象在高龄患者中表现得尤为明显。

因此对于术前基础情况较差、营养状况不佳的胃癌患者，术后发生贫血的概率很大，术后应注意监测血常规、贫血相关指标，以及营养情况，予以对症补充治疗。

6 如何利用短暂的手术前时间，对营养不良的胃癌患者进行营养支持？

　　由于恶性肿瘤的消耗，胃癌患者常常处于营养不良的状态，通过临床检查常可发现多数进展期癌患者或多或少地存在低蛋白血症、贫血以及血容量减少的情况，使患者对于手术的耐受力下降。由于低蛋白血症，术后患者易出现组织水肿，影响术后吻合口及切口愈合，同时增加感染风险。

　　根据实验室检测结果，如白蛋白测定值低于 30 g/L 或转铁蛋白小于 0.15 g/L，则应该予以对症补充，行肠内或肠外营养支持，必要时可进行静脉输注白蛋白或输血治疗，尽快调整患者基础状态，使患者以更好的生理状态接受手术，减少术后并发症发生风险。给予患者营养支持的目的是改善患者的营养状况，逆转本身所存在的恶液质，同时抑制或至少不刺激肿瘤生长。

　　向胃癌患者提供营养支持是否会促进肿瘤生长，这是胃癌患者涉及营养支持具有较多争议的核心问题。大多数患者对于肿瘤的认知存在误区，认为补充营养的同时会加速肿瘤生长，给肿瘤也提供了营养。迄今为止，营养支持对肿瘤生长的影响尚无确切证据，目前研究并没有发现补充营养可加速肿瘤生长，相反，"霸道"的肿瘤并不会因为患者机体本身的营养不良而放慢生长速度。当患者营养不良时，机体免疫力首当其冲受到损害，此时肿瘤的生长无法得到机体本身的遏制，将变得更加肆无忌惮。目前已有研究提示，单纯肠外营养支持可以增加肿瘤细胞周期中增殖相细胞比例，减少静止相细胞比例。因此，针对营养不佳的患者，术前应加强肠内营养，给机体提供足够营养以增强免疫力。

7　胃癌术后如何进行饮食？

胃癌术后，患者胃肠道功能不全，因此饮食指导显得尤为重要，对后期患者胃肠道功能恢复有重要意义。

无论胃大部分切除还是全胃切除，应主张患者以"自我康复"为原则。住院期间，鼓励患者尽早下床活动，促进胃肠道蠕动功能恢复。现有研究提倡应用 Orem 自理模式对胃癌术后患者进行饮食护理，其具体措施为：术后前 5 天鼻胃肠管行肠内营养期间实施完全补偿系统，第 6 天当患者排气，肠蠕动恢复，患者自己进食后，实施部分补偿系统。

术后第 1 日，患者自护能力缺陷，将营养状况的评价结果告知患者及家属，与患者和家属建立良好的护患关系，介绍肠内营养支持对改善患者全身营养状况、维护肠道屏障功能、促进肠功能早期恢复、增加机体的免疫功能、促进伤口愈合都是有益处的。

第 2 日，可给予患者半量流质，每次 50～80 mL；

第 3 日，如进食后无腹痛、腹胀等不适可进全量流质，每次 100～150 mL；

第 4 日，可开始进半流质，如自制菜末、肉末粥等；

第 6 日，肠蠕动恢复后，拔出胃管及鼻肠管自口进食，实施部分补偿系统，同时耐心指导患者进食，当日可少量饮水；

第 10～14 日可进软食，保持少量多餐，开始时每日 5～6 餐，而后逐步恢复正常饮食，可根据个人爱好选取适合的健康饮食。

在细节上，进食时应细嚼慢咽，减轻胃的负担，勿食辛辣、油炸食物，保证适当的食物温度。在这个过程中，应防止早、晚期倾倒综合征，坚持少食多餐，避免过甜、过咸、过浓的流质饮食。在恢复饮食的过程中，一般以高蛋白、高营养的食物为主，多食用精肉、禽类、蛋类、鱼类及豆类食物，避免刺激性饮食，少食糖果、巧克力、麦乳精和炼乳之类的食物，以免产酸；少吃糯米制食物及不易咀嚼的蔬菜，以防梗阻。食物以精细易消化为原则，定时定量，少量多餐。注意每日患者摄入蛋白质、脂肪、碳水化合物的比例，保证热量平衡。

出院后，随着患者生活范围的逐步恢复，机体所需营养也在增加。由于进食量减少，因此对食物营养要求进一步提高。建议多食用富含铁、铜、钙及动物性蛋白的易消化食物，如牛肉、鱼肉、鸡蛋、绿叶蔬菜等。饮食恢复须循序渐进，不可一蹴而就，否则将适得其反。

8 为什么胃癌患者会出现营养不良？

胃癌和其他肿瘤一样，会在不同程度上干扰营养物质的摄入及利用，久而久之这种干扰不断积累就会对人体产生重要不良影响，表现出不同程度的营养不良。胃癌患者出现营养不良的发病率明显高于下消化道以及其他非消化系统的肿瘤。

早在 20 世纪 80 年代，美国科学家曾做过研究，发现胃癌患者中不同程度营养不良的发生率高达 87%，其中严重营养不良出现恶病质患者高达 65%～85%，超过其他所有肿瘤患者的发病率，也就是说所有肿瘤患者中胃癌对人体的营养影响最为严重。

对于胃癌出现营养不良的原因，主要包括两个方面。

（1）肿瘤对患者造成的直接影响：主要包括肿瘤对营养物质的夺取与消耗以及肿瘤对机体代谢产生的影响。肿瘤对机体代谢的影响主要是通过释放炎性因子，使机体处于不同状态的炎性反应中，继而出现肌肉蛋白分解、胰岛素抵抗、脂质代谢活跃等代谢紊乱现象。同时肿瘤释放出 5-羟色胺使患者产生明显厌食，造成摄入不足。

（2）肿瘤对患者的间接影响：胃癌的浸润与转移影响消化道的消化吸收功能，间接造成患者营养不良。如出现幽门梗阻时，患者有效进食量明显减少，长期的进食不足必然会导致严重的营养不良。

患者的营养状况直接影响着患者的治疗效果。如患者出现明显营养不良，则会出现自身机体免疫功能低下，使得肿瘤有机会进一步生长和进展。而肿瘤的不断进展又会使患者出现更严重的营养不良，二者呈现恶性循环，直至患者机体不断衰弱直到死亡。所以，若想取得良好的治疗效果，绝不能忽视患者的营养治疗。

 肠内营养和肠外营养的方式有哪些？

1）肠内营养

肠内营养是指通过胃肠道途径提供营养的方式，其输入途径包括口服、鼻胃空肠管、鼻胃/十二指肠置管等方式，具体途径取决于患者疾病情况、评估喂养时间长短及胃肠道功能。

（1）鼻胃管喂养，优点是放置简单，一般腹部手术常规放置胃管，早期可作减压用，待需要肠内营养时可从胃管中灌注营养制剂。另外，胃容量大、对营养液渗透压不敏感，尤其适用于灌注要素饮食、匀浆饮食的患者。但是鼻胃管对于术后合并胃动力障碍、胃肠吻合口瘘的患者并不适用。其缺点在于反流与误吸，长期置管可引起患者咽部不适，呼吸系统并发症发生风险。

（2）胃及空肠造口，此类途径适用于需较长时间进行肠内营养的患者。虽然胃造口术操作容易，但其缺点与鼻胃管类似，容易发生反流与误吸，同时对于胃肠吻合口瘘也不适用。临床上应用空肠造口较为普遍，一方面较少发生液体饮食反流引起的呕吐和误吸；另一方面，在进行胃十二指肠减压的同时，还适宜于胃肠吻合口瘘患者。

2）肠外营养

顾名思义，从胃肠道外途径（静脉途径）供给患者每天所需要的全部营养成分，其主要用于营养不良或有营养不良可能，并且无胃肠道功能的患者。其主要通过中心静脉和外周静脉途径，根据肠外营养的时间而进行具体途径选择，预期小于 2 周时常规选用外周静脉途径，反之则应用中心静脉。

针对每一位胃癌术后患者，具体如何选择营养方式促进胃肠道蠕动功能恢复？答案是首选肠内营养，尽可能利用结构和功能完整的肠道。相反，在胃肠完全不能利用的情况下，需考虑用全胃肠外营养。在临床应用中，肠外营养和肠内营养并非竞争关系，实为互相补充关系，常常两者同时使用。

10 如何对转移性化疗的胃癌患者进行营养支持？

化疗对于胃癌患者的多种不良反应已在前面章节有所介绍，应用营养支持改善化疗患者的营养不良状况，减轻化疗药物毒性反应，提高患者对化疗药物的耐受性和敏感性，现已成为广大学者的探究重点。

在患者接受化疗的过程中，首先应对患者进行营养状况的评估，主要通过患者主观综合评价（近期体重、食欲变化）、肌力测定及皮下脂肪测定来评估，以及实验室检测，从而进一步得出患者营养状态。

蛋白质是胃癌患者的主要营养物质，常规机体每日所需蛋白质的量为 0.8～1.0 g/kg，而胃癌肿瘤患者则每日需要 1.5 g/kg 来维持机体需求，达到机体总热量的 20%～25%。因为在化疗期间，由于恶心、呕吐等不良反应，患者进食量减少，糖类供给不足，需将蛋白质转化为葡萄糖给机体提供能量。碳水化合物为机体能量的主要来源，已有研究表明，肿瘤患者每日需要 104.5～125.4 kJ/（kg·d），占机体总热量的 50%～55%。同时在化疗期间应注意维生素的补充。

对于终末期胃癌患者，其治疗目的主要是为提高生存质量，尽力延长患者生存时间。在此类患者中，绝大多数存在营养不良的现象，严重影响生活质量，因此营养支持成为治疗过程中的必要手段。对于此类患者，肠内营养通常作为首选，因为肠外营养并发症较多。肠内营养对于终末期胃癌患者的优越性在于，其可以维持消化道结构和功能的完整性，保护胃肠道黏膜屏障，减少肠道移位引发的感染，维持器官功能，减少脓毒血症的发生，提高机体免疫力，减轻炎症反应，调理机体新陈代谢及应激反应，操作简便，同时营养全面、并发症少，费用低。

11 胃癌患者可以参加工作么？

对于胃癌患者，除去身体所承受的病痛，其心理在社会责任及家庭因素的影响下同样会产生变化，影响患者生活质量。然而，胃癌患者积极参与到社会活动中后，其精神上常常会产生更多的信心和力量，同样注意力也会转移，这些对自身疾病的进一步康复有很大好处；当胃癌患者经历胃癌根治术后，经过科学治疗和饮食调理，随访检查未提示复发、转移，在休养一段时间后可以考虑重返工作岗位，但工作强度不宜过大，时间不宜长，应以轻松、压力较小和不耗费过多体力、脑力的工作为主。其间应加强随访。

12 胃癌患者日常生活需要注意哪些问题？

在饮食方面，胃癌患者应根据手术情况的不同，严格按照医嘱进食，原则上应选择易于消化的食物。可以选择高蛋白、高热能、低碳水化合物、少渣的食物，同时还要注意补充各种维生素及铁、钾、钠、氯等。用餐时应少食多餐，切忌暴饮暴食。

在生活习惯方面，需纠正生活不良的习惯，戒烟戒酒，同时要保证作息规律，充分休息，保持轻松的心态、愉快的心情。

在生活态度方面，应保持积极乐观心态。胃癌患者康复后可根据身体情况积极参加户外活动及体育锻炼，身体状况允许时，也可以从事力所能及的工作，融入社会大家庭，树立坚韧的信念和乐观向上的人生态度。切忌长时间进行同一种活动，应劳逸结合。

13 胃癌患者能生育吗？

从整体来讲，不单单是胃癌患者，所有肿瘤患者的生育，都应从自身疾病治疗的效果、自身病情对孩子的影响以及对社会、家庭是否会造成不必要的负担等方面慎重考虑，权衡利弊，理智抉择。

从医学上讲，目前的医学尚没有完全阐明肿瘤的遗传机理，但对于胃癌患者来说，根据既往统计结果，胃癌有一定的家族聚集性和遗传倾向，其一级亲属患胃癌的比例明显高于二、三级亲属。对于弥漫型胃癌患者，其亲属有更高的遗传概率。

因此，从优生优育的角度分析，胃癌患者在考虑生育之前，必须评估肿瘤遗传的可能性，因此家族史显得至关重要，并至少追溯至两代人以上，包括患者父母在内的所有直系亲属，重点评估已去世人的死亡原因。若亲属中并无患相同肿瘤者，则遗传的概率并不大。

此外，由于胃癌患者在治疗过程中接受放疗、化疗等治疗方式，对患者本身机体造成较大伤害，甚者可能会影响遗传物质，产生基因突变，影响后代健康。因此，当患者在接受此类治疗期间或之后的相当长一段时间（一般认为 1 年以上）内应避免生育。

此外，胃癌患者不宜自行哺乳，因为哺乳会增加患者自身的消耗，不利于机体抵御肿瘤病情。已有临床报道出哺乳期肿瘤加速生长和扩散转移的现象。

14 胃癌手术后为什么要定期复查？

复查是对胃癌手术后患者身体状况的再次评估，定期随访是了解患者病情变化、指导患者进一步康复的观察方法。根据统计显示，目前我国胃癌 5 年生存率为 30%～50%，有一部分患者在手术后发生复发转移。

影响胃癌患者预后因素包括很多，其中以肿瘤的浸润深度最为重要，其余包括淋巴结转移、远处转移、淋巴清除率、年龄、病理类型及肿瘤大小，因此对于不同患者的个体情况，术后定期复查对于胃癌患者至关重要。

1）复查时间

在胃癌术后 2 年之内，患者需要每 3 个月复查一次；术后 2～5 年，每 6 个月复查一次；术后 5 年之后每 1 年复查一次。

2）检查项目

包括实验室检查及特殊检查。

3）实验室检查

血常规及肝肾功能，评估患者营养状况及有无贫血；血清胃肠道肿瘤标志物，包括 CEA、CA19-9、CA72-4、CA24-2、CA125 等，胃癌术后肿瘤标志物的变化，会在一定程度上反映肿瘤的复发转移情况。临床上发现多数复发转移的患者，肿瘤标志物的升高优先于 CT 等影像学检查发现肿瘤，因此，胃癌术后的每一次复查，均应该进行肿瘤标志物的检测。

4）特殊检查

（1）CT 能发现复发转移的肿瘤，监测病情变化。CT 检查需要注意三点：第一，在手术后第一次化疗前，需要做 CT 检查，这是因为手术后腹腔内结构发生了较大的变化，所以需要留存 CT 基片，作为日后复查对比的根据；第二，需要行增强 CT 检查，平扫 CT 很难判断腹腔内的结节是正常的血管、组织还是转移的淋巴结、种植结节，所以需要进行增强 CT 检查；第三，CT 检查每 3～6 个月进行一次。

（2）B 超检查快捷方便，无损伤，无痛苦，通过对腹腔检查，可以与 CT 检查相互印证；另外需注意颈部淋巴结的检查，胃癌中有部分患者会发生锁骨上和颈部其他部位的淋巴结转移，所以需要定期复查。

（3）胃镜：胃癌术后患者需监测吻合口有无复发转移，此外，由于消化道结构重建，残余胃组织长期受到消化液的刺激，发生残胃癌概率较大，因此手术后需要每年进行胃镜检查，若发现可疑情况，须及时进行病理检查。

（4）消化道造影以及 PET-CT 可根据患者病情酌情选择。

15 胃癌术后复发可以预防吗？

可以预防。胃癌患者经历过手术后，肿瘤切除后消化道重建，患者自身胃肠道功能需要长时间才能恢复，营养状况不佳，其自身免疫功能必然会下降。所以胃癌术后患者应及时进行尽早干预治疗及定期复查，对复发进行早期干预。

治疗方面，术后早期开始选用高效低毒的化疗药物进行规范化治疗，根据不同患者情况，尽早化疗控制病情发展。原则上，只要患者脏器功能基本恢复，术后化疗越早进行越好。

饮食方面，胃癌患者术后应注重饮食调理，注意饮食卫生，避免高盐食物，以清淡、易消化、高营养的食物为主，少吃或不吃腌制、熏烤以及霉变的食品；多吃含蛋白质、维生素及微量元素丰富的食物，多吃新鲜水果、蔬菜等。日常生活中，戒烟戒酒，减少聚会次数，少在公共场所就餐，多人就餐时，建议尽量使用公筷。

心理方面，要鼓励胃癌术后患者保持良好的精神和心理状态，通过家庭及社会各方面予以支持，增强战胜疾病的勇气和信心，同时鼓励患者进行适当户外锻炼，以提高机体免疫力，促使机体尽快恢复。

16 酸性体质更易患癌吗？

很多人认为，如果某个个体整体属于酸性体质，那么这个个体患病的概率就会明显升高，包括肿瘤。所以为了改变自身的酸性体质，碱性食物就成了防癌抗癌的居家必备良药。

其实这种说法并不科学。正常人的血液 pH 值在 7.35～7.45，呈弱碱性。为了维持人体血液处于正常的 pH 值范围内，人体自带三套酸碱缓冲系统，分别通过呼吸系统、泌尿系统、体液系统进行调节。这三套酸碱缓冲系统的功能非常强大，可以不断纠正患者的血浆 pH 值，再多的碱性食物也只能是杯水车薪，对 pH 值影响甚小。此外，如果机体出现明显的酸碱平衡紊乱而得不到及时纠正，那么患者会出现明显的中枢神经系统和心血管系统的功能障碍。所以为了抗癌而追求碱性体质的说法并不具有严谨的科学可行性。

参考文献

[1] 何宽.胃癌术后近期并发症的临床分析（附 783 例临床分析）[D].石家庄：河北医科大学，2014.

[2] 朱民，宋连强，于文胜，等.腹腔镜下胃癌根治术后十二指肠残端瘘的临床分析[J].医学信息，2015（31）：49-50.

[3] 吴冠楠，顾俊杰，姚学权，等.胃癌术后吻合口瘘影响因素分析[J].山东医药，2015（44）：43-45.

［4］ 于昆，秦伟，戴勇，等.胃癌术后吻合口瘘的研究进展［J］.医学信息，2015（3）：381-382.

［5］ 陈伟，赵国海.胃切除术后倾倒综合征发病机制和治疗的探索［J］.中外医学研究，2016，14（28）：159-160.

［6］ 王君.胃癌术后腹腔引流有效性和安全性的系统评价［D］.乌鲁木齐：新疆医科大学，2010.

［7］ 蔡晓明.腹腔引流在胃癌根治术后的意义探讨［J］.当代医学，2013（1）：25-26.

［8］ Petrowsky H, Demartines N, Rousson V, et al. Evidence-based value of prophylactic drainage in gastrointestinal surgery: a systematic review and meta-analyses［J］. Annals of Surgery, 2004, 240(6): 1084-1085.

［9］ 王凤，王丽丽，徐桂珍，等.腹部手术患者吸氧方法的选择［J］.齐鲁护理杂志，2005，11（7x）：1269-1270.

［10］ 王兴祥，陆文佐，吴胜英，等.术中及术后短时间高浓度吸氧对腹部Ⅱ类手术切口感染的影响［J］.中国普通外科杂志，2007，16（12）：1188-1190.

［11］ 王会英，王燕，邓艳，等.不同胃肠减压方式对胃癌根治术后患者胃肠功能恢复的影响［J］.中华护理杂志，2010，45（11）：1012-1013.

［12］ 邢小利，张淑霞，尹娅红，等.早期安全下床评估标准在胃癌术后患者中的应用效果［J］.中华现代护理杂志，2016，22（30）：4344-4347.

［13］ 熊振凯.舒芬太尼用于胃癌术后镇痛效果及对免疫功能相关指标影响的研究［D］.南昌：南昌大学，2013.

［14］ Ludwig H, Van Belle S, Barrett-Lee P, et al. The European Cancer Anaemia Survey (ECAS): a large, multinational, prospective survey defining the prevalence, incidence, and treatment of anaemia in cancer patients［J］. European journal of cancer (Oxford, England: 1990), 2004, 40(15): 2293.

［15］ 葛军娜.胃肠肿瘤相关性贫血调查和机制探讨及铁剂干预的临床研究［D］.北京：北京协和医学院，2011.

［16］ 曹伟新，朱维铭.营养支持对肿瘤病人的影响［J］.外科理论与实践，2002，7（1）：7.

［17］ 姜英俊，程广，孔心涓，等.术前合理营养支持对胃癌及结直肠癌患者术后恢复的影响［J］.世界华人消化杂志，2006，14（19）：1928-1932.

［18］ 丁国平，陈平，易占波，等.胃癌患者术前营养风险筛查及预防性肠内营养支持［J］.中华胃肠外科杂志，2009，12（2）：141-144.

［19］ 蒋海琰.Orem自理模式在胃癌术后饮食护理中的应用研究［J］.中外医疗，2011，30（18）：3-4.

［20］ 盛玉荣.胃癌术后饮食的人性化管理［J］.实用肿瘤学杂志，2006，20（1）：60-61.

［21］ 徐春慧，范晓莉，李英.胃癌术后饮食健康指导及化疗期间的护理［J］.中国疗养医学，2009，18（8）：717.

［22］ 秦环龙，吴肇汉.肠内营养在外科临床中的应用［J］.肠外与肠内营养，2000，7（2）：119-121.

［23］ 秦环龙，杨俊.外科手术后肠内营养的时机途径和制剂选择［J］.中国实用外科杂志，2008，28（1）：79-80.

［24］ 江志伟.肠外营养支持的基础理论及临床应用［J］.中国实用外科杂志，2001，21（12）：761-765.

［25］ 尹浩然，校宏兵.胃癌术前营养支持辅助化疗［J］.肠外与肠内营养，1994（1）：50-53.

［26］ 朱德芹.癌症患者化疗期间的营养支持［J］.实用医技杂志，1999，6（8）：622.

［27］ 阳世伟，殷磊.癌症病人的营养不良与预防措施［J］.护理学杂志，2001，16（6）：383-384.

［28］ 陈益，李莉，陈智敏，等.癌症病人化疗期间的营养及其饮食［J］.护理研究，2002，16（10）：570-571.

［29］ 张伟，朱维铭.晚期胃癌规范化营养支持治疗［J］.中国实用外科杂志，2017，37（10）：1118-1123.

［30］ Raman M, Allard J P. Parenteral nutrition related hepato-biliary disease in adults［J］. Applied Physiology Nutrition & Metabolism, 2007, 32(4): 646-654.

［31］ Nakajima T. Gastric cancer treatment guidelines in Japan［J］. Gastric Cancer Official Journal of the International Gastric Cancer Association & the Japanese Gastric Cancer Association, 2002, 5(1): 1.

［32］ 董德伍.肿瘤患者能否生育［J］.解放军健康，2004（1）：17.

［33］ 邵钦树.胃癌术后复发模式及预防策略［J］.中华胃肠外科杂志，2011，14（8）：575-577.

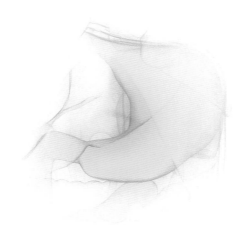

第七部分

胃癌患者心理关怀及抚慰

1　胃癌患者会经历怎样的心理变化?

当患者被确诊为胃癌后，就意味着将面临更多、更长的痛苦甚至死亡，对于患者和家人都是一个重大的不良应激事件。当患者得知自己患癌，会产生非常复杂的心理变化，伴随很多躯体反应，或积极或消极，表现出来的情绪和行为会有极大的个体差异，主要取决于患者的性格以及平时在生活中出现问题时的应对情况。而患者的心态往往会影响到胃癌的治疗效果、患者生存时间和生活质量。

一般而言，在面对令人悲伤的变故时，人们会经历震惊和否认、愤怒、妥协、抑郁、接受这5个阶段的心理变化。在得知自己确诊胃癌后，患者心理呈现类似曲线的变化过程，从最初等待诊断结果的焦虑，得到确诊消息后的震惊，否认、不肯相信现实的残酷，进而愤怒，充满对周围世界的怨恨，到心情渐渐平复后的妥协，随着时间的积累，疾病的进展，身心的折磨出现委屈、抑郁，到最后表现出对现实的接受，共5个阶段，各阶段是否经历、持续时间长短因人而异。接受现实也因患者的心态呈现两种不同的方式：消极的接受，表现为放弃治疗，不甘心接受死亡；积极的接受，则表现出较好的依从性，以积极的心态配合医生的治疗，以开放的心态感受来自亲人、朋友的关爱。

2　家人怎样应对胃癌患者的5个心理变化阶段?

哀伤反应是胃癌患者的主要心理特征之一，患者会经历震惊和否认、愤怒、妥协、抑郁、接受 5 个阶段的心理变化，各个阶段的表现略有不同，家人需要密切观察患者的心理和躯体变化，并根据患者所处的不同阶段予以相应的处理。

（1）震惊和否认期：在得知患有胃癌时，患者大多会震惊，不相信，也无法面对这一现实。经历过最初的震惊，患者迅速启动心理上的防御机制，开始否认、拒绝接受患癌的事实，认为是医生诊断上的错误。

"否认"这一简单且原始的防御机制，如同缓冲带，能够把出人意料的坏消息带给人的强大冲击力缓冲下来，使其减弱到人们在当时的心理承受能力下可以承受的范围，以便人们做好心理和躯体上的应变准备，同时让人心态平和下来，获得暂时的心理安慰。如果胃癌患者没有经历"否认"这一心理过程，因承受不住打击，可能会做出过度的、不应有的消极行为。

这一时期的患者，要允许他们用一点时间去接受现实，给予他们更多的陪伴，对患者的多次、反复询问要表现出足够的耐心和关心，同时也要积极观察患者的心理和躯体状态，帮忙患者增加心理能量，完成心理建设，不可放纵患者沉浸在这一情绪中太长时间，应帮助其尽早接受现实，进入后期的胃癌治疗程序。

（2）愤怒期：在否认期患者还会抱有一线希望，当经过否认期的斗争，发现事实已无从改变，便会表现出激烈的情绪反应，由否认转向愤怒。这时的患者在躯体和精神的双重痛苦下，会觉得自己被生活所抛弃，被周围的亲人所抛弃，通常会把怒气发泄到身边的人，被家人和朋友看作"脾气忽然变坏、很急"。这时，家人和朋友应给予患者充分的理解，并给予更多的耐心与患者交流，尽量满足患者的要求。

因为患病，患者将要面临太多打击：事业，家庭、人际关系等都将发生巨大变化。这一期的患者，更加需要家人的陪伴，感受家人的关心和爱护，在家人和朋友的帮助下进行社会再适应，重新构建社会关系。在新的社会关系下，进入以家人、护士和医生为主体的社会互动和支持系统，重新达到自我认同，重新找到自我定位，因而需要家人及医护人员表现出严肃认真和关心的态度，多花时间与患者交谈，引导患者说出心里的感受，并给予充分的尊重和理解。

（3）妥协期：患者经历过一段时间的愤怒、情绪的释放，会慢慢表现出表面的平静，但心里的想法十分丰富。患者会与信任的医护人员讨价还价，如：承诺只要病好，就以某件事作为回报。这一期的患者非常希望自己与医护人员的积极配合能够换得疾病的迅速好转，对自己的病情变化特别敏感。患者表现出很强的求生欲望，这是一种非常积极的心理状态，也是一种极不稳定的心理状态，自我认同感较差，家人和医护人员需要耐心地给患者分析当前的病情，提高患者战胜癌症的信心，增加与医护人员的配合度，接受治疗，并对因治疗所致的各种可能后果做好心理和生理的准备，努力坚持、配合治疗。

（4）抑郁期：患者在治疗过程中，当治疗的不良反应超出预期、难以忍受或者治疗的效果不理想、胃癌复发时，面对更加残酷的现实，患者会表现出悲伤、失落、食欲缺乏、忧郁、无助感及绝望感等各种负面情绪，甚至有可能会出现自杀倾向，需要家属采取一定的预防措施，加强看护，并采取温和而坚定的态度与患者沟通，表达自己的关心和信心，给予患者力量。同时开导患者，让患者发泄情绪，避免负面情绪的积累，造成患者压力过大，影响治疗进程和效果。

（5）接受期：在经过多方面的努力、内心的挣扎和调整之后，患者的整体情绪慢慢平静下来，重新审视眼前的一切，面对癌症、长时间的治疗等导致的社交关系退化、生活主体巨大改变的现状，主动尝试接受现实、摆正心态，寻找疾病为其带来的人生启示，能够以一种更健康的姿态与胃癌相处，对待病情的变化——无论好与不好，都可以更坦然地接受。这一时期的患者能够更加理智地接受治疗，拥有更强大的对家庭的感受力，用接纳和感恩的态度来看待自己所经历的变故，这是家人最希望看到的患者状态，但是依然要给予患者足够的关心和关注，让患者感受到来自家人的关爱，对战胜癌症抱有希望，对未来的生活抱有期待。

癌症患者的心理活动对疾病的进程具有非常重要的作用，认真观察患者的心理活动，表示理解，给予支持，对治疗的顺利进行、延长生命、恢复健康是十分有利的。

3　胃癌患者应该怎么办？

癌症真正摧毁一个生命的不仅仅是癌症本身，而在于患者自身的心理是否具有抗癌的心理特性。在确诊胃癌之后，患者首先要努力调整好自己的心态，正视现实，积极配合身边的陪伴者和医护人员，在陪伴者的支持和照顾下，保证治疗程序的顺利开展。

希望是求生意志的基础，给人以力量，是任何灵丹妙药都不能替代的。患者需要通过与陪伴者和医护人员的沟通，对胃癌树立正确认识，建立对医护人员的信任感，积极主动地与癌症抗争，为健康而奋斗，保持良好的心理状态，把生命的希望、康复的希望掌握在自己手中。根据医护人员的建议，提出合理的奋斗目标，重新规划未来的生活，积极有效地配合医生的治疗，这将有利于提高生活的质量，并有利于患者的康复。

　　胃癌的治疗是一个长期、曲折的过程，在此过程中，患者需要身边陪伴者的正能量支持，也可对外寻求更多的社会支持。癌症患者这一特殊的群体，大家具有相同的经历、相似的需求和共同的利益，在这些基础之上，患者可根据自身感受和困惑，与群体内的人员分享与交流，很容易达到情感上的共鸣，形成生活上的互助，释放心理上的压力，进而形成新的共同意识，达到共同成长、进步，获得正向心理能量，以更加积极向上的心态，坚持治疗，这对患者康复是十分有利的。

　　另外，患者作为一个被照顾者的角色，接受亲人单方面的支持与陪伴，也需要尝试抱着一颗同理心，理解家人的付出，平衡家庭成员内部的付出与收获，使双方角色升华到新的平衡境界，维护家庭结构的稳定。

4　家属如何与患者相处?

　　罹患胃癌除了对患者本人是一个巨大的打击之外，对整个家庭系统也是一个严重的不良应激事件。家属是患者最亲密的人，也是患者新的社会关系系统及支持系统中的中坚力量。家属及时进行自我身心状态调整，适应支持者角色，积极处理好与患者的关系，维护家庭系统的正常运转是患者有信心战胜癌症的基础。良好的亲密关系、积极的情感支持、长时间的陪伴照顾不仅有利于家人对患者病情的观察，提高治疗效果，也能在相互陪伴中增加对彼此的理解和信任，使亲情关系得到新的升华。

　　家属首先需要与主管医护人员充分沟通，学习胃癌相关知识，加深对医院环境和医护人员的了解，建立对医护人员的信任感，树立战胜胃癌的信心。家人的信心是患者产生信心的前提。同时，家属需要学习一些日常护理常识，积极参与患者的护理，并重视言语的作用，多给患者正向鼓励。陪伴和倾听是最佳的方式，能有效帮助患者分担痛苦，缓解压力，提供安慰。

　　（1）建立良好的亲密关系，相处时细心、耐心，有爱心。耐心回答患者提出的问题，注重语言的诚恳与亲切，护理时动作轻柔、细致，有条不紊，消除患者的恐惧，满足患者安全感的需求。

　　（2）照顾好患者的生活起居，让患者感受到身边的爱；多与患者进行沟通，讲述成功的例子，激发患者对生活的信心；鼓励患者料理一些事情，让患者感受到自己的存在价值，消除孤独感，树立战胜疾病的信心，敢于迎接新的挑战。

　　在陪伴的过程中，家属可以通过不断学习和总结，理论的指导配合经验的积累，使自身在陪伴者层面有所进步，逐渐成为一位有力的支持者，能够更有效地为患者提供躯体和心理各方面的支持，改善饮食方式，注意作息时间，并注重及时调整自我的身心状态，释放压力，进而维持和提高患者及整个家庭的生活质量。

5　心理因素对胃癌有什么影响？

　　癌症是由生理、心理、社会和生活习惯等多种内外因素交互作用下发生的疾病，心理因素不会直接导致癌症的发生，但与癌症存在千丝万缕的联系。

胃癌患者要树立战胜癌症的信心。积极乐观地生活，保持良好的心理状态，了解胃癌相关知识，改变不良生活习惯，积极配合治疗，往往能有效消除临床症状，提高生活质量，延长胃癌患者生存期，取得良好的治疗效果。

临床心理学研究表明，良好的心理状态可以从多方面促进胃癌患者的康复。

（1）患者良好的心理状态，可能通过中枢神经系统的调节，提高机体的免疫功能，改善机体的免疫缺陷，减轻治疗过程中的免疫抑制，从而促进胃癌患者的康复。

（2）患者积极的心理状态表现出良好的依从性，配合医护人员的医疗措施，耐受可能的不良反应，更好地完成治疗需要的疗程，提高胃癌的治疗效果。

（3）患者乐观的心理状态，稳定的情绪，使患者对治疗过程中病情的波动具有更强的接受能力，能够在胃癌治疗过程中体味人生，感悟生命，发现生活的乐趣，将日常生活安排得合理有序，提高生存的质量，增加了胃癌长期控制的可能。

患者建立起良好的心理状态，适当参加各种有益身心的文娱活动，分散注意力的同时，丰富患者的精神生活，将有利于患者消除负面情绪，提高战胜癌症的把握。

6　如何改善胃癌患者的抑郁情绪？

胃癌患者的心理压力很重，表现为抑郁沮丧、焦虑愤怒，这种不良的心理状态可进一步影响患者的身体状态，降低患者免疫功能，影响疾病的转归和预后。

理性患者主要表现为压抑自己的情绪，不愿向他人表现自己内心的脆弱，进而转变为抑郁、沮丧，喜欢独处，情绪低落、沉默少语、对疾病以外的一切事物都不感兴趣，仅关心自己的病情变化，容易受到外界的暗示，对自身的疾病治疗缺乏信心。针对这类患者的特点，宜采用以下措施：首先，与患者进行坦诚的交谈，用温和的语言，有选择性地告知、解释部分检查结果，分析病情，强调有利因素，树立患者对治疗的信心；其次，增强与患者思想上的交流，了解患者内心的真实想法，引导患者将抑郁的情绪宣泄出来，并给予适当的安慰；最后，向患者介绍有积极意义的抗癌知识、抗癌明星等，增加患者对战胜疾病的勇气，增强患者信心。

感性患者常因明显的躯体症状，表现出愤怒、暴躁等恶劣情绪，抱怨家属，敌视周围一切，甚至不配合治疗。对于这类患者，首先，主动与患者交流，给予患者足够的耐心，让其诉说内心的不满，使其愤怒的情绪得到宣泄；其次，对患者的病情保密，只对出现的症状给予解释、说明，以消除患者的疑虑；最后，给予患者更多精神上的关爱，体谅患者的痛苦，抚慰其不良情绪。

7 胃癌患者家属该如何进行心理建设？

在癌症的诊断——这一消极应激事件的初期，家属与患者一样，都是"受害者角色"，而患者家属需要迅速切换为"支持者角色"，作为陪伴和照顾者与患者共同面对。患者家属的心理状态会影响到患者疾病的治疗和病情的进程，所以患者家属的心理建设也十分关键。

　　作为癌症患者的家属，既要保证日常生活的正常有序进行，还要悉心照顾癌症患者——这不仅需要长期的体力消耗，还需要持续不断的正面能量的输出——对患者家属的身体和心理都是一个极大的考验。

　　首先，患者家属一定要稳定好自己的情绪，给患者一个有安全感的环境。随着患者社会角色、家庭角色的转变，整个家庭结构系统原有的平衡瞬间被打破，在达到新的平衡之前，家庭成员内部间会有一段磨合期。为了尽早达到新的平衡点，家属需要调整心理状态、改变与患者的相处模式，给予患者更多的关注、倾听、付出，以更加开放的态度对待患者。并逐步学会与患者在共患难中共成长，相互融合，形成新的平衡且和谐的家庭结构系统。

　　然后，患者家属需要做好自身的情绪疏导，保持良好的身心状态。胃癌的治疗是一个长期、曲折的过程，患者家属在承担支持者角色的初期，具有强烈的责任感，拥有充足的心理能量，伴随病程的继续，正能量的持续消耗，使得患者家属产生强烈的无力感和挫败感，一个能量耗竭、身心疲惫的支持者无法为患者提供有效的支持，这对患者及家属都是一种打击。患者家属只有在保证自己能量充足的前提下，才能更好地为患者提供能量支持。因而患者家属需要保持自己的兴趣爱好，做好能够获得成就感的事业，让消耗的能量可以得到及时的补充。同时，作为"受害者角色"，患者家属也可以对外寻求支持，与自己的朋友沟通、交流，舒缓压力、释放情绪。避免世俗的压力和道德枷锁去限制自己获得支持的能力。

其次，患者家属需要坦然面对亲人患癌的现实，学习胃癌相关知识及日常护理常识，与主管医护人员充分沟通，加深对胃癌的了解。积极关注，及时与医务人员进行沟通与交流，尽可能多地实时了解患者的病情，对患者的病情有全面的认知，减少因误解而产生的焦虑，降低患者家属产生抑郁的可能，改善生活质量，树立战胜胃癌的信心。协助患者积极配合治疗和护理，尽力克服困难，完成治疗计划。

最后，对治疗效果有信心，并对治疗中的不良反应或不良心理有一定的了解和足够的心理准备，避免因治疗结果不如预期而产生负面情绪。

8 家人的积极心态对患者有哪些帮助？

许多癌症患者自己心情不好，看到家人心情也不好，于是心情变得更糟，导致治疗效果无法达到最佳。家人的心态会影响患者的病情，一般人一旦确认自己的亲人患有癌症，往往会不知所措，这时只能选择适当的时机向患者传递尽可能真实的病情信息，给予患者支持与鼓励，取得患者的配合，治疗效果才能充分发挥。

家属应以一种更为柔和的态度来承担支持者的角色，在保证自己正能量的前提下，更好地为患者提供正能量。保持一个健康积极的能量磁场，对于支持者和患者都是至关重要的。

只有家人控制好自己的情绪，患者的情绪才能稳定，家人的积极心态能够增强患者精神上的安全感，减少患者内心对家人的负罪感，克服对疾病的焦虑与恐惧，使得患者精神轻松，心情舒畅，让患者从痛苦、悲伤中走出来。同时，家人的良好心态能让患者充分感受到家庭与亲人的体贴与温暖，增强与疾病作斗争的信心，重燃生命的希望。

9 如何了解患者的需要、尊重患者的选择？

患者的躯体状态、长期治疗以及朝夕相处的陪伴，使患者与家属对生死都有一定的心理准备，有相对高的挫折承受力以及更升华的生死观，会将更多的注意力放在生活质量上，尽其所能地在有限的存活期内活出更高的生活质量。

在癌症的治疗过程中，家人应该与医务人员积极沟通，并在条件允许的情况下，向患者传递真实的病情信息。家人很了解患者的生活背景、性格、承受能力，一定要适当向患者坦露病情真相，让患者对自己的身体状况有个全方面的了解，此时家人应该要学会察言观色，让患者在不知不觉中慢慢接受现实，给予患者更多关注，增加沟通，了解患者的需求。当患者表达心愿时，家人需要在现实的基础上尽量满足，对立即实施有困难的心愿，也都要给予一个圆满的切实可行的答复，始终保持对患者的尊重，使患者感受到温暖和力量，能够以平静、良好的心态面对现实，积极配合治疗。

10 胃癌患者如何表达自己的愿望和需求？

人生活在社会中，具有社会性，患病前，患者在社会生活中充当不同的角色，患病后患者的社会角色会发生变化，转换成被照顾者，这一过程中会产生生理、心理及许多社会需求，诸如事业上未尽的心愿，单位及同事间未了的事宜，家庭中需要处理的问题，以及治疗过程中涉及的经济、医疗和护理问题等。这时患者需要与亲人进行深度、有效的交流，清楚表述自己的意愿和需求，处理好相关事宜，减轻精神上的负担，提高生存质量，积极地配合医生的治疗。